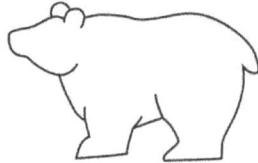

ISBN – 978-19-102-9132-0

# ¡GRACIAS!

Gracias a todas las magníficas personas tejedoras que se han tomado el tiempo de enviarme su historia y forman parte de nuestro estudio. Por favor, que sigan llegando vuestros maravillosos ovillos.

A todos aquellos miembros de Stitchlinks, que me han apoyado a lo largo de este camino desde todas las partes del planeta.

A mi familia, amigos y compañeros que han ayudado con sus conocimientos, habilidades, recursos varios y numerosas tazas de café.

Gracias por hacer de mi sueño de escribir este libro una realidad.

Betsan Corkhill

La autora agradece la ayuda en la edición en español
de este libro a –

**La ASOCIACIÓN DE LABORES SOLIDARIAS DE LA IAIA**
(Asociación IAIA) es una organización sin ánimo de lucro cuyo
objetivo es mejorar el bienestar personal, la salud integral y la
calidad de vida de colectivos en situación vulnerable de una forma
creativa: tejiendo solidaridad. Para ello desarrollan la TERAPIA DE
LABORES, tejiendo prendas para colectivos necesitados con un
doble objetivo, (1) ocupar el tiempo y la mente de la persona que
teje y (2) ayudar a personas más desfavorecidas. La Asociación
IAIA cuenta con el respaldo de instituciones que apoyan sus
proyectos sociales, desde la Obra Social LA CAIXA, hasta la
Fundación SEUR, Hilaturas LM y Lanas KATIA.

Ha sido finalista de los premios CLECE en el año 2015, y
galardonada en los Premios TELVA SOLIDARIDAD 2016, con el
segundo premio Categoría Nacional, también ha sido galardonada
con la categoría especial de la II edición de los Premios del
proyecto Atlántico 2017 (*Atlantic Project Awards 2017*).
Su actividad social ha sido motivo además de diversas
exposiciones en el Museo del Traje, en el Museo de Ciencias
Naturales, el Real Jardín Botánico, el Ministerio de Agricultura
y Pesca, Alimentación y Medio Ambiente, e incluso en el
Oceanografic de la Ciudad de las Artes y las Ciencias de Valencia,
haciendo trascender la actividad social al mundo de la cultura e,
incluso, a la protección del medio ambiente. Para más información
visita su página **www.Laiaia.org**.

**Clara MONTAGUT CONTRERAS.** Diseñadora editorial, directora de arte y creativa de publicaciones. Con más de 20 años de experiencia, ha trabajado en revistas como Esquire y Rolling Stone. Ha ganado los premios ÑH, en tres ediciones diferentes, un Premio Gráffica a su carrera profesional, siendo además seleccionada en el año 2016 por Gráffica como una de las creativas españolas que están revolucionando el mundo del diseño. Es licenciada en la Escuela de la Real Casa de la Moneda de Madrid y ponente en congresos internacionales de diseño. En la actualidad es consultora y directora creativa independiente. Ha trabajado desde la publicidad hasta la ilustración, la fotografía y la escenografía sin dejar de lado sus hobbies: tejer, construir, cultivar y cocinar. Para más información puedes visitar su blog **http://paseandohilos.blogspot.com.es/**

**Danielle DURDEN.** Es licenciada en filología hispánica por la Universidad de *South Alabama* (Estados Unidos). Ha sido profesora asistente de español para alumnos universitarios en Estados Unidos y profesora de inglés para niveles básicos, intermedios y avanzados en España. Directora de la Academia de inglés Ontario English desde 2013 hasta 2016. Actualmente trabaja como Secretaria de Dirección en *IE Business School* y realiza de manera independiente trabajos de traducción y traducción inversa, así como proyectos de locución.

Gracias también a todos los colectivos de tejedoras que han ayudado a seleccionar de entre varias traducciones posibles, el título en español más adecuado al contenido del libro.

# PREÁMBULO

Betsan generosamente se ofreció a enviarme una versión preimpresa de su libro, un libro que yo quizás había valorado de forma no muy generosa y cuando estaba en fase de planificación, como la 'Biblia del Tejer para Torpes'. Su oferta no llegó de la nada: ella y yo nos conocimos hace tiempo y agradezco las conversaciones que tuvimos a lo largo de los años sobre el dolor, el cerebro, la recuperación y, por supuesto, el tejer.

Sin duda Betsan es una 'Cruzada' del Tejido y de las labores de primera categoría (si es que existe una escala de Cruzadas del Tejido. 'Perla 1' suena bien y quedaría estupendo en la tarjeta de crédito). Pero es su camino a convertirse en una Cruzada lo que me ha interesado. Parece que ella no ha cambiado su pasión por el tratamiento, ni ha cometido el error común de asumir que 'lo que parece que me funciona a mí, funcionará para todo el mundo'. Ella ha hecho un descubrimiento – a través de las reflexiones de otras personas – y lo ha integrado con su formación y su astucia, su razonamiento clínico, su mente abierta y por último, si bien no menos importante, su experiencia personal. De esta manera ha puesto en cuestión su nueva teoría y ha contado con el apoyo de expertos - científicos, personas tejedoras y pacientes – para satisfacerse de que esto no es flor de un día sino un descubrimiento con una promesa real.

Aquí, ha concentrado su formidable experiencia y su sorprendente trayecto en un libro.

**Al leerlo, te llevará a la magnificencia inexplicable de tu cerebro y a la espléndida simplicidad de tejer para mejorar la salud.**

A primera vista es muy simple – no hay duda de que sin cerebro una persona no podría tejer, ni hacerse daño y de verdad parece que hacer lo primero reduce lo siguiente.

El libro de Betsan trata sobre muchísimo más que tejer y el dolor. Trata de aceptar la complejidad de cómo y por qué nuestro cerebro produce experiencias. Es un libro sobre hacer cosas, dar cosas, compartir cosas, mientras llevas tu propio camino de curación. Sospecho que tendrás un viaje gratificante.

**Lorimer Moseley, Profesor de Neurociencia Clínica y Presidente de Psicoterapia de la Universidad de** *South Australia***.**

\*    \*    \*

Tal como van los encargos, ser enviada al *Royal United Hospital* en Bath (Reino Unido) para grabar un programa sobre Terapia de Labores con un grupo de pacientes con dolor crónico para la organización benéfica '*Pain Concern*', supondría un reto para incluso las mentes más creativas. Es un ambiente demasiado deprimente y demasiado visual para la radio. **¡No podría estar más equivocado este productor!**

Bajo la supervisión de Betsan, el grupo de pacientes de Stitchlinks con condiciones de dolor grave, quienes podían haber caído en la desolación y aislamiento que provoca el dolor crónico, contradijeron todas las expectativas. Entre los chasquidos de las agujas, el *chitchat* incesante y las risas, el dolor se ha desvanecido, al menos por ahora.

**Paul Harvard-Evans, productor de radio multi-premiado. Productor de** '*Airing Pain*' **para la organización benéfica** '*Pain Concern*'**.**

\*     \*     \*

Este libro trata sobre tu bienestar y cómo puedes usar el tejer como una herramienta extraordinaria y flexible para vivir bien tu vida. Los siguientes capítulos se dirigen a todas las personas, tanto si están en forma como si tienen alguna dolencia médica.

Lo más intrigante de los libros de autoayuda es que la gente los sigue comprando. La realidad es que es difícil cambiar un estilo de vida y cambiar la forma de pensar simplemente por leer un libro. Cambiar tus hábitos, sólo con la ayuda de un libro es difícil, incluso podría agotar tus reservas y destruir tu voluntad haciéndote más vulnerable para caer en otras tentaciones.

Es difícil estar fuerte 24 horas al día, siete días a la semana, sin apoyo ni medios para reforzar tu energía y determinación. Este libro es diferente porque te proporciona una herramienta – la Terapia de Labores – lo que te habilita para perseverar, tomar control y manejar el proceso de cambio.

La primera mitad de este libro explica cómo y por qué funciona. La segunda parte se dirige al 'hacer' del tejer terapéutico.

Comenzar a hacerlo te ayudará a trasladar tu deseo de cambio hacia la acción al mismo tiempo que aumentará tu conocimiento. Lo que de verdad experimentas al comprometerte en el tejer terapéutico es que tiene el poder de cambiar tu vida.
Los efectos terapéuticos de tejer tienen una respuesta inmediata y multisensorial, lo que estimula pensamientos positivos, comportamientos y respuestas emocionales que puedes usar para mejorar tu bienestar.

El éxito del cambio necesita perseverancia y las 'pequeñas recompensas' que recibirás mientras tejes te ayudarán a permanecer fuerte y llenar tus reservas y voluntad hacia una situación de bienestar.

Este libro integra mis conocimientos médicos y experiencia de muchos años de profesión clínica con una reciente investigación y datos tomados del estudio de Stitchlinks / Universidad de Cardiff[1], además de historias recibidas de personas tejedoras de todos los rincones del mundo. Yo he usado la Terapia de Labores con fines terapéuticos desde 2006.

La cantidad arrolladora de mensajes recibidos con diversas historias y en el estudio con una muestra de 3.514 tejedoras de 31 países, muestra unos perfiles culturales, educativos y sanitarios muy diferentes, pero con el mismo fin. Las citas que se encuentran en el libro han sido tomadas con el permiso y consentimiento de numerosas personas, quienes me han enviado sus historias y contribuido a mi estudio. No se han particularizado estas citas para salvaguardar su identidad, tal como fue prometido.

La información recopilada, combinada con mis conocimientos médicos, ha servido para el desarrollo de la Terapia de Labores.

La Terapia de Labores te dará una herramienta accesible para mejorar tu bienestar tanto si estás en forma y te sientes bien, como si padeces alguna dolencia médica.

Stitchlinks **(www.stitchlinks.com)** fue creada para dar apoyo en este proceso. Provee libre acceso a la información, actualización de investigaciones periódicas y un foro de amigos involucrados e interesados en la causa.

El conocimiento contenido en este libro, usado junto a tejer como herramienta, te guiará en tu camino al bienestar y te mostrará cómo tejer una mente flexible y mantener tus reservas llenas y tu autoestima fuerte.

**La combinación te ayudará a tener éxito y mantenerte motivado.**

*"Tejer me hace pensar de manera creativa, planificar, preparar, organizar, coordinar y controlar sólo un pequeño aspecto de mi vida. Entonces cualquier otro cambio será manejable."*

*"Descubrí que tejer me ayuda a calmar mis pensamientos y mientras estaba tejiendo y poniendo en orden los puntos era más fácil para mí poner en orden mi mente."*

*"Yo comparo el tejer a la meditación, mi mente se vacía mientras tejo, mi respiración se calma y todo excepto mis manos se queda quieto..."*

*"Los antidepresivos ciegan mis sentidos. Tejer me hace sentir feliz!"*

*"La fortaleza real viene de
la flexibilidad, no de la rigidez."*


*"Tejer crea tejidos fuertes
resistentes y flexibles."*


*"La Terapia de Labores busca crear mentes fuertes,
resistentes y flexibles durante el proceso."*


©Stitchlinks

Una solución simple pero poderosa

# ÍNDICE

| Capítulo | | Página |
|---|---|---|
| | PRÓLOGO<br>Sígueme en un viaje para descubrir | I |
| I | TOMA EL CONTROL HOY<br>Aprende cómo ser proactivo | 17 |
| 2 | ¿QUÉ HACE QUE TEJER SEA ESPECIAL?<br>Descubre el potencial de tus manos | 33 |
| 3 | TEJER PARA MEJORAR<br>Gana y ayuda a los demás a ganar también | 51 |
| 4 | TEJER TRANQUILO<br>Alcanza la paz interior y aprende a disfrutar<br>de la soledad | 67 |
| 5 | TEJER JUNTOS<br>Pertenece, disfruta y ríete - es el tejido<br>de la vida | 85 |
| 6 | SIÉNTATE BIEN<br>Mejora tu postura al tejer | 103 |

# ÍNDICE

| Capítulo | | Página |
|---|---|---|
| 7 | PREPARARSE PARA LA ACCIÓN<br>Elige el hilo y las agujas para ti | 119 |
| 8 | PLANIFICA TUS PROYECTOS<br>Disfruta los proyectos con objetivos<br>específicos en mente | 133 |
| 9 | ACTUAR<br>Úsalo, no lo pierdas | 149 |
| 10 | CUIDADO DE LA SALUD INTEGRAL<br>Toma las riendas de tu salud y tu bienestar | 165 |
| | EPÍLOGO<br>Abre las puertas y salta al trampolín de la vida | 185 |
| | HISTORIA DE UNA TEJEDORA | 189 |
| | BIBLIOGRAFÍA | 191 |

# PRÓLOGO

Sígueme en un viaje
para descubrir

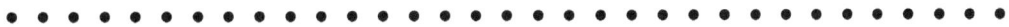

. . . . . . . . . . . . . . . . . . . . . . . . . . . . . . .

Algo maravilloso acerca de tejer es...

que puede literalmente cambiar

tu mente, y te proporciona una sencilla

y a la vez poderosa herramienta

para tu bienestar...

**Notas**

Este libro trata sobre cómo puedes aplicar la información extraordinaria que he descubierto en mi investigación sobre los beneficios terapéuticos de tejer. Cómo es posible que literalmente cambie tu mente para poner en marcha un proceso de curación y lidiar con la vida con una sonrisa, cualquiera que sea el punto de partida de tu viaje. Trata sobre tu bienestar y cómo puedes usar la Terapia de Labores como una extraordinaria herramienta para mejorarlo.

Terminé mi carrera como fisioterapeuta en 2002, llegando a estar desilusionada con el sistema en el que me encontré trabajando. Poco sospechaba que este podría ser el comienzo de un emocionante viaje que me llevaría a investigar el mundo de la neurociencia, dolor, enfermedades mentales, bienestar y tejer, llevándome de vuelta hacia el servicio médico en un papel emocionante pero muy diferente.

Siempre me ha intrigado cómo los pensamientos, creencias y comportamientos están tan unidos a los sentimientos. Pensamientos, creencias, comportamientos y emociones pueden afectar o causar enfermedades así como la manera de llevarlas y curarse. Pueden también influir en cómo aprendes a sobrellevar los problemas y vivir una vida gratificante a pesar de las vicisitudes y obstáculos que inevitablemente te encuentras en la vida. Tu manera de pensar está íntimamente relacionada con tu manera de sentir.

La clave subyace en que la comprensión de que tus pensamientos no son tangibles; son conceptos construidos en TU mente, y en consecuencia TÚ tienes el poder de cambiarlos. Cambiar la manera de pensar no es fácil, pero es completamente posible.

Tejer es una herramienta sencilla pero poderosa que puede ayudarte a comenzar un viaje ahora y permanecer motivado e involucrado por el camino. Te permitirá ganar y también ayudar a otros a ganar.

Este trabajo entreteje mi experiencia profesional y personal a lo largo de muchos años.

\*     \*     \*

Me formé como fisioterapeuta en un destacado hospital universitario en Londres con una formidable reputación por sus altos estándares. El *Middlesex Hospital* era una gran institución victoriana situada justo detrás de la calle Oxford en el centro de Londres. Era un sitio sobrecogedor pero emocionante donde estar en los años 70.

Muchos de los estándares y prácticas de ese trabajo, considerados importantes de esa época, están en desuso en los sistemas de salud actuales. Como estudiante, la mayoría de la formación era práctica. Aprendimos a 'sentir' los problemas en nuestras propias manos. El contacto era una parte muy importante de nuestras relaciones con los pacientes.

Todos los estudiantes de medicina y fisioterapia estábamos obligados a dedicar un mes como asistentes de enfermería.

**Notas**

Trabajamos a turnos y aprendimos los cuidados básicos que incluían lavar y dar de comer a personas vulnerables. Es una experiencia que no tiene precio. Lo más importante es que promovió un conocimiento sobre la paciencia y compromiso relacionado con el acto de cuidar y despertó en mi una gran admiración por el trabajo que cuidadoras y enfermeras desarrollan cada día.

Tras mi formación continué trabajando durante un año en el mismo hospital adquiriendo experiencia en varias especialidades clínicas. Con esta experiencia bastante 'almidonada' solicité trabajo en un spa de rehabilitación médica en Suiza. Tengo que confesar que fue más por mi pasión por esquiar que por cualquier otra razón clínica, pero la experiencia me ha resultado impagable de muchas maneras.

**Abrió mis ojos al cuidado integral de la persona, lo que creo es esencial para el bienestar a largo plazo y lograr el éxito en los servicios médicos.**

*       *       *

Los servicios médicos en el spa de rehabilitación médica en Suiza fueron un poco chocantes con mi forma de trabajar. El enfoque contrastaba totalmente con mi estricta formación dirigida a los aspectos fisiológicos – como fisioterapeuta mi formación se dirigía al tratamiento de rodillas y espaldas. El enfoque suizo sin embargo, se centraba en los problemas de rodilla o espalda desde la persona que los padece.

Era un cuidado real que reconocía la importancia de la mente como eje principal: como la fuente de la curación.

Al principio yo estaba profundamente escéptica sobre este enfoque y los extraños tratamientos adicionales que se recetaban a los pacientes, no eran lo suficientemente científicos para mí. A los pacientes se les prescribían sesiones de ejercicio y de hidroterapia tanto individuales como de grupo. Las sesiones individuales perseguían identificar aquellos ejercicios adecuados para sus problemas específicos, mientras que las sesiones de grupo les permitían disfrutar del movimiento y de las interacciones en un ambiente social dirigido al *fitness* general. Consejos nutricionales, diversas técnicas de masaje e incluso sesiones con un terapeuta de belleza y peluquería eran prescritas por los doctores.

Mi enfoque profesional, bastante rígido hacia problemas fisiológicos, musculares y de articulaciones, fue cambiando a medida que observaba a gente mejorando y aprendiendo a disfrutar de la vida a pesar de sus dolencias y enfermedades crónicas. Aprendí que si estas personas se sentían mejor consigo mismas y se las animaba a permanecer activas, interesadas y sociales, sanaban.

**Aprendí que el proceso de curación verdadero emana de lo más profundo de la mente y el alma, y puede tener lugar incluso si 'la cura' es imposible. Mi interés por la importancia del tratamiento integral de la persona acababa de comenzar.**

**Notas**

Cuando regresé a Reino Unido, me encontré con que los médicos seguían tratando partes del cuerpo – rodillas, espaldas, corazones – más que a la persona de manera completa. Después de treinta años, en gran parte, sigue siendo ésta la situación.

Pude poner en acción mi enfoque recién aprendido cuando me pidieron establecer un servicio de fisioterapia en lo que en aquellos tiempos era un centro geriátrico de larga estancia. Las condiciones del centro, en términos de calidad de vida, eran considerablemente pésimas para los pacientes y el personal. Había una fuerte incidencia de personal con problemas de salud y de baja laboral. Sus pacientes se sentían, como era de esperar, muy incómodos con las compresas para incontinencia de adultos día tras día sentados al lado de la pared de una gran habitación con la televisión de fondo. Aquellos con más movilidad a menudo se encontraban echados para atrás en un intento de 'mantenerse a salvo de las caídas', lo que en consecuencia los hacía inmóviles. Cuando intentamos mejorar su movilidad, gritaban y quedaban paralizados del miedo. El ambiente en general era estresante para el personal, los pacientes y sus familias. Los problemas iban más allá de sus músculos, articulaciones y equilibrio.

Tomamos la decisión de dirigir nuestros pasos atrás y comenzar un programa de movilización conociendo mejor a cada individuo. Asegurándonos de que tenían ropa limpia y zapatos de su talla. Conseguimos que las mujeres tuvieran acceso a maquillaje, si así lo deseaban, y para hombres y mujeres visitas regulares del peluquero, podólogo o manicurista. Reorganizamos los muebles de la sala en pequeños círculos de sillas y entonces procedimos a darles estructura cada día con una variedad de actividades y centros de interés, incluyendo tejer. La televisión la apagamos, salvo para ver programas específicos previstos con antelación.

Nuestro objetivo principal era mejorar su calidad total de vida ayudándoles a ser personas que conectan con el mundo de nuevo. Queríamos devolverles su dignidad y orgullo.

Gradualmente comenzamos a ver cambios. Nuestra intervención despertó interés en su entorno y sobre el nuevo mundo. De nuevo comenzaron a hablar, mostraban interés por su apariencia, formaron amistades, hablaban sobre su pasado (muchos descubrieron que tenían amigos en común), hablaban sobre sus aficiones, intereses y experiencias. La continencia mejoró. El ambiente del centro se transformó en un lugar agradable y feliz donde estar y como resultado los días de baja laboral se redujeron drásticamente.

**Este enfoque integral para los servicios médicos ha formado mi práctica clínica desde entonces.**

\*     \*     \*

Muchos años más tarde, observé un nivel parecido de 'aislamiento' en pacientes que visité en mis visitas a domicilio en los vecindarios. A menudo yo era el único

**Notas**

contacto que tenían con el mundo exterior. Muchos tenían dolor y un nivel de discapacidad que les hacía el día a día muy difícil. La mayoría estaban completamente aislados. Como resultado de estas circunstancias en las que se encontraban, les faltaba la motivación para hacer cualquier cosa diferente a estar sentados todo el día sin hacer nada. No tenían sentido de la anticipación, ni excitación por nada.

Su inactividad física y mental les causó problemas secundarios tales como rigidez en las articulaciones, debilidad muscular, desequilibrio, dolor, baja confianza social, baja autoestima y mal humor. Sus días no tenían estructura ni propósitos. Estas personas no tenían nada en sus vidas que les hiciera disfrutar o que les hiciera sentir bien. 'La señora Smith' no se levantaba de la silla porque no tenía ninguna razón para hacerlo y en consecuencia para ella empezó a ser más difícil física y mentalmente hacerlo.

Los médicos de cabecera me preguntaban con el objetivo evaluar estas cosas y enseñarles ejercicios adecuados para mejorar la movilidad pero yo sabía con certeza que no harían los ejercicios ni llevarían a cabo el estilo de vida que les había recomendado.

Al igual que con los pacientes mayores que había tratado en la residencia geriátrica de larga duración, sentí que necesitábamos dar un paso atrás con estos otros pacientes. Ellos tenían que desarrollar algún interés por el mundo, necesitaban contacto social y necesitaban tener alguna aspiración para mejorar su bienestar, antes de que tuviéramos cualquier posibilidad de persuadirlos para llegar a estar involucrados en la propia gestión de su salud y bienestar.

La gente necesita querer estar activa antes de que puedas activarles mental y físicamente; así, una fase preliminar que estimule el interés, deseo y motivación es vital para asegurar el éxito futuro en la gestión de la salud y el bienestar. Aquellos que están cambiando su estilo de vida necesitan un apoyo constante para mantener su interés, deseo y motivación. Su fuerza de voluntad y reservas tienen que ser alimentadas.

El sistema en el que nos encontrábamos no abordaba el corazón y la raíz de los problemas.

✳    ✳    ✳

Después de mucho pensarlo, dejé mi profesión de fisioterapeuta y me formé como editora de producción freelance para varias revistas de ocio donde me encontré trabajando en el portfolio de las publicaciones *Future Publishing*. Uno de mis trabajos consistía en hacerme cargo de la sección de cartas al editor, lo que conllevaba leer gran volumen de correo cada día. Me sorprendió la cantidad de gente que escribía sobre los beneficios terapéuticos de las manualidades, particularmente tejer. A pesar de provenir de diferentes perfiles y culturas, un gran número de personas hacían comentarios parecidos por todo el planeta.

Notas

**Notas**

Las historias sobre cómo involucrarse en un proyecto parecía cambiar la mentalidad de quienes contaban estas historias. El uso del tejido para distraerles del dolor y los problemas diarios había jugado un papel en esto. Más significativamente, ellos encontraban algo constructivo en lo que podrían tener éxito, algo que les pertenecía, que ellos controlaban. Hablaban de tener ganas de empezar el siguiente proyecto y por consiguiente tenían ganas de empezar un nuevo día, de estar motivados de nuevo.

**Lo más importante es que estas personas se convirtieron en participantes creativas y activas en la vida una vez más.**

Aquel fue mi momento de inspiración: me pregunté si tejer podría ser usado como una actividad desde el sillón para animar a las personas que había visto en mis rondas   al vecindario. Para estimular un interés sobre el mundo, para proveer contacto social seguro, para servir como trampolín a otras actividades porque era realmente lo que estas cartas sugerían. Aquel fue mi punto de partida, el comienzo de Terapia de Labores, lo que desde entonces ha evolucionado hasta incluir el tejido como una herramienta para alcanzar el bienestar de cada persona.

Las revistas anunciaron mi interés en investigar los beneficios terapéuticos de tejer, de esta manera personas tejedoras de todo el mundo comenzaron a enviarme sus historias. Fue en esta etapa donde advertí que me había topado con algo realmente fascinante, algo que podría cambiar la forma en la que mejoramos el bienestar y el tratamiento de condiciones médicas a largo plazo.

En 2005 creé Stitchlinks **( www.stitchlinks.com )** que es una red de apoyo global para quienes disfrutan de los beneficios terapéuticos de las manualidades, particularmente tejer. Es, además, un repositorio de información para médicos, profesores y quien desee saber más sobre Terapia de Labores y un centro de investigación de sus beneficios. Mi pretensión era que los usuarios tuvieran acceso a información fiable y contacto directo con investigadores.

Las citas usadas en este libro han sido tomadas de historias enviadas a Stitchlinks con el permiso de sus autores – ellos hablan sobre sí mismos.

En 2006 contacté con la Clínica de Gestión del Dolor del *Royal United Hospital* en Bath, Reino Unido para preguntarles si estarían interesados en formar un grupo de tejido social para sus pacientes. Para sorpresa mía me dijeron que sí y el grupo ha tenido éxito a varios niveles en ayudar a las personas con dolor persistente. También he estado usando Terapia de Labores con personas que tienen problemas complejos con el cara a cara  y también he avanzado donde otros métodos más convencionales no han tenido éxito.

Servicios médicos por todo el mundo están luchando para tratar a un creciente número de personas y enfocando su atención en la autogestión del estrés y en tratamientos a

Notas

**Notas**

largo plazo, pero su aporte y financiación es frecuentemente inadecuado y tienen bajos recursos. A través de la información que he descubierto, he aprendido que las soluciones más efectivas son tan simples como poderosas y la Terapia de Labores es una de ellas.

✳    ✳    ✳

Te animo a tomar este libro con la mente abierta y sopesar todo de manera intuitiva. No se trata de pasarte todo el día tejiendo, por el contrario, es un enfoque integral hacia tu bienestar y el uso del tejido como una herramienta para mejorar tu salud y bienestar, tanto si estás en forma y saludable como si sufres alguna dolencia. Podría ser que tú mismo necesites prender la chispa para empezar tu camino hacia el bienestar o bien necesites que alguien te apoye para disfrutarlo y seguir ese camino.

La mayoría de la información es de sentido común, si bien en nuestro estresante mundo, el sentido común a veces necesita ser expresado. Alguna de la información contenida te confirmará lo que realmente ya sabías en tu corazón, pero no te atrevías a asumir.

Se presenta un enfoque diferente de 'bienestar' que te ayudará a dirigir una vida más gratificante sin importar tu punto de partida. Te dará una sencilla y a la vez poderosa herramienta para empezar a curar y lidiar con la vida en cualquier lugar, tanto si estás en forma y saludable como si padeces algún tipo de dolencia crónica.

El objetivo de este libro es inspirarte para ser una persona más activamente comprometida en mejorar tu vida. Con esta finalidad, haz que sea un libro activo, resaltando los aspectos que más te interesan. Usa los márgenes y secciones de las notas al final de cada capítulo para apuntar tus pensamientos, sentimientos, ideas creativas y planes.

Comienza tu camino hacia el bienestar pensando sobre qué quieres que este libro te ayude a alcanzar y escribe entonces estos puntos en la página siguiente. A medida que vayas leyendo, vuelve a estas metas para refinar o cambiarlas si fuera necesario.

Este libro se ha escrito pensando en tí...

Notas

# Mis Metas

1.

2.

3.

4.

5.

Una solución simple pero poderosa

# Mis Notas

# Mis Notas

Una solución simple pero poderosa

# -1-
# TOMA EL CONTROL HOY

## Aprende cómo ser proactivo

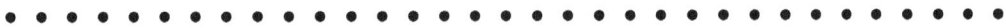

. . . . . . . . . . . . . . . . . . . . . . . . . . . .

Algo maravilloso acerca de tejer es...
que puede ayudarte a mejorar tu
bienestar y devolverte el control...

**Notas**

La Terapia de Labores pone el poder en tus manos. Te puede ayudar a tomar el control, comenzar a involucrarte y ser más proactivo en tu salud y bienestar.

El enfoque básico para alcanzar el bienestar debería ser el mismo tanto si estás en forma y saludable como si padeces alguna dolencia médica. Estar involucrado y activo en gestionar tu salud y bienestar desde una perspectiva más amplia de tu vida es la clave para el éxito. Ser pasivo es un pasaporte a la mala salud y el empeoramiento de problemas mentales, físicos y sociales, independientemente de si los padeces actualmente o no.

La cultura médica occidental nos anima a esperar que los médicos expertos y profesionales de la salud 'nos hagan cosas' – recetar una pastilla para cada dolencia. Sin embargo, los factores que influyen en cómo te sientes son mucho mayores que los aspectos que pueden ser mejorados solo con medicación. Este enfoque de 'remedio rápido' nos lleva a ser receptores pasivos en vez de ser participantes activos de nuestro bienestar. Esta pasividad después conlleva más problemas y recetas mientras que estar activamente involucrado e informado sobre tu salud te da fuerza. Lleva a resultados tanto si estás en forma y saludable como si estás viviendo con algún problema médico y buscando vivir una vida gratificante.

**Tener herramientas como la laborterapia te puede permitir participar activamente en la mejora de tu salud y**

**bienestar. Estar involucrado en 'hacerlo' significa que tienes más probabilidad de éxito y de permanecer motivado a largo plazo.**

Notas

Bienestar no es pensar en positivo o ser positivo todo el tiempo. Es tener la flexibilidad mental para lidiar con cualquier cambio o reto que la vida pone en tu camino – buscar activamente nuevas experiencias y ser feliz al explorar nuevas oportunidades con la confianza de que cualquier contratiempo servirá como experiencia para el aprendizaje. Se trata de desarrollar un núcleo central de 'sentirse bien' a pesar de las influencias externas, donde no necesitas depender de la buena suerte para sentirte feliz o bien contigo mismo.

La vida cotidiana consiste en tener una serie de altibajos y cualquier enfoque que se centra solo en disfrutar de los buenos momentos fallará. Vivir bien significa tener las herramientas para afrontar, aceptar y lidiar con las invariables malas experiencias y lograr una vida plena a pesar de ellas. Es sacar el máximo provecho de las buenas experiencias y, de manera activa, perseguir aumentar las experiencias positivas. La Terapia de Labores puede ayudarte a alcanzarlo.

El cambio es una parte normal de la vida, así que si te sintieras estresado con cada pequeño cambio sobre tu rutina o en el mundo, tu bienestar sufriría. De hecho, el cambio es la única cosa en la vida que es innegable, por lo

**Notas**

cual es beneficioso percibirlo como algo que te ofrece una oportunidad para mejorar.

**Adoptar este punto de vista te permitirá crecer, alcanzar y cambiar. la Terapia de Labores puede ayudarte en este camino.**

Sentir que tienes el control es fundamental para el bienestar. Sin embargo, la clave reside en controlar y a la vez ser flexible. Puede parecer contradictorio al principio, pero ser flexible durante el cambio te hace ganar control. Llevar el control en un régimen de rígidas rutinas que no pueden romperse, particularmente si están combinadas con objetivos perfeccionistas que tienen que cumplirse, va en detrimento de la salud física y mental. La fortaleza está en la flexibilidad no en la rigidez.

\*     \*     \*

Todo lo que haces y experimentas afecta a tu bienestar. El enfoque integral de la persona para la salud y el bienestar tiene en cuenta cada cosa que ocurre en  su vida y el contexto en el que experimenta los retos cotidianos.

Tu sistema nervioso, incluyendo tu cerebro, es una impresionante estructura que cambia con cada experiencia que tienes. Cuanto más te comportas de una cierta manera más refuerzas y activas estos caminos neuronales y así se convierten en fuertes superautopistas habituales. Los pensamientos y creencias son también impulsos nerviosos,

Notas

así que cuanto más piensas de manera negativa estos caminos se hacen más fuertes y es más difícil romperlos.

Circunstancias externas en la vida pueden causar que te comportes de una determinada manera. Pronto esto podría convertirse en un círculo vicioso de patrones habituales de espiral descendente, patrones habituales que se alimentan unos a otros. Cuanto más te atrapas en estos ciclos destructivos de pensamientos, tendrás más experiencias negativas y menos positivas. La Terapia de Labores puede ayudarte a crear nuevos hábitos positivos de pensamiento y comportamientos que te llevarán a experiencias positivas.

*"Tejer ayuda a entrenar tu mente porque tu mente se mantiene ocupada concentrada en lo que estás haciendo, donde los pensamientos negativos no tienen cabida."*

Puede que te hayan enseñado que tu cerebro tiene un número finito de células que mueren gradualmente con la edad. Este es un pensamiento deprimente completamente falso. El desarrollo de la exploración cerebral detallada ha posibilitado a los científicos descubrir que pueden generar se nuevas células en ciertas áreas y que se pueden abrir y fortalecer nuevos caminos neuronales incluso en edades avanzadas, siempre que actúes para que esto suceda.

**Cualquiera que sea tu punto de partida, TÚ PUEDES progresar, TÚ PUEDES aumentar los momentos positivos de tu vida.**

**Notas**

El que te espera es un futuro excitante y la Terapia de Labores puede ayudarte a alcanzarlo.

Hay una corriente de pensamiento que cree que cuantos más caminos neuronales estén en funcionamiento menos probable es que experimentes síntomas de demencia u otras enfermedades destructivas del cerebro. Evidencias de autopsias de personas muy inteligentes parecen confirmar este punto de vista. Algunos de los cerebros examinados mostraban grandes daños relacionados con la demencia aun cuando no había evidencia de síntomas en estas personas mientras vivían. Por ello parece lógico que cuanto más tienes, mayor reserva disponible tendrías en el caso de encontrarte con problemas.

Como con los músculos, es una cuestión de usarlos o perderlos. Estos cambios en el cerebro son reversibles, lo cual es una buena noticia si trabajas el cambio de los aspectos más negativos, lo que significa que este enfoque proactivo debe ser una elección a largo plazo. Prácticamente, sabemos que si te sientes desocupado el cerebro disminuye, así que es muy beneficioso continuar disfrutando del aprendizaje de nuevas habilidades y mantener las redes sociales para preservar y mejorar la salud de tu cerebro.

\*   \*   \*

Los psicólogos a lo largo de los años han estudiado las necesidades humanas desde requerimientos básicos para

Una solución simple pero poderosa

Notas

seguir vivo hasta satisfacer las funciones más evolucionadas y desarrolladas, necesarias para garantizar que vivamos vidas plenas. El psicólogo americano Abraham Maslow desarrolló una pirámide de necesidades humanas conocida como la Pirámide de Maslow', que tradicionalmente se ilustra en forma de triángulo. Las necesidades más básicas que nos mantienen vivos - comida, agua, refugio- es la primera capa a satisfacer. Después viene la seguridad, que incluye seguridad integral, salud, familia y empleo, seguida del amor y pertenencia y después la autoestima. En lo alto de la pirámide está la autorrealización – la necesidad de alcanzar tu máximo potencial, destacar y sentirte completamente vivo. Esto incluye la moralidad, creatividad, espontaneidad, resolución de problemas y aceptación de los hechos. Maslow consideraba que para alcanzar el potencial pleno, los aspectos de la base del triángulo tenían que ser satisfechos; un hombre cuya supervivencia depende de encontrar comida, agua y refugio no tiene tiempo ni le interesa explorar el lado creativo de su vida. Sobrevivir tiene preferencia.

La Organización *Human Givens* cree que los seres humanos vienen al mundo con una serie de necesidades que, si se cumplen adecuadamente, traen el bienestar y una buena salud mental. Se identifican con 'sentido', 'propósito', 'control', 'sentido de voluntad y control', 'ser necesitado por otros', 'tener íntimas conexiones y relaciones sociales más amplias', 'estatus' y 'capacidad adecuada de dar y recibir atención' siendo crucial para la salud y el bienestar.

**Notas**

La influyente terapeuta ocupacional Ann Wilcock reconoció la necesidad humana por la ocupación e identificó un rango de influencias positivas sobre la salud además de factores de riesgo que podrían afectar al bienestar. Mostró aspectos positivos tales como la satisfacción, creatividad, relevancia y propósito, importancia de pertenecer y compartir y de tener un valor social y un sentido de la comunidad. De los aspectos que enumeró, la alienación, privación, desequilibrio y falta de oportunidad para el desarrollo son influencias negativas para la salud.

Estos enfoques ilustran cómo tu entorno y tu nivel de conocimiento pueden afectar a tu salud y por qué un enfoque integral de la persona hacia el bienestar y servicio médico es tan importante.

**La Terapia de Labores por tu cuenta y en grupos comprensivos y seguros te dará una herramienta accesible para para cambiar estos aspectos. Te habilitará para crear las bases para lidiar con los cambios a los que has de afrontarte para mejorar tu bienestar.**

Tu cerebro tiene un circuito denominado sistema de recompensa: se activa la química de felicidad cuando tienes éxito en alguna tarea que requiere un poco de esfuerzo. La profesora Kelly Lambert postula que la depresión tiene sus raíces en la disminución de este circuito. Si no lo usas, lo pierdes[2,3].

Una solución simple pero poderosa

Las historias que he estado recopilando desde 2005 mantienen posturas similares. Me despertaba curiosidad cómo algunas personas tienen vidas plenas a pesar de numerosos contratiempos, problemas o enfermedades, mientras otras se hunden por aparentes problemas menores.

Cinco aspectos surgen una y otra vez –

- Aislamiento social y soledad.
- Preocupación, temor, estrés.
- Falta de ocupación con recompensa.
- Baja autoestima, confianza en sí mismo y sentimiento de inutilidad.
- Cambio o pérdida de identidad.

Discutiré sobre ellas en los próximos capítulos, si bien puedes ver a través de estas líneas su similitud con los aspectos que recaclan Maslow, *Human Givens* y Wilcock. Tienden a alimentarse unos a otros y producen síntomas físicos tales como tensión muscular, mala postura, problemas intestinales, dolor y problemas en el sueño, por citar algunos de ellos. Los síntomas, a su vez, se alimentan del ciclo y crean círculos destructivos de pensamiento y patrones de comportamiento. La Terapia de Labores puede ayudarte a lidiar con estos aspectos y romper ciclos de pensamiento negativo.

Es difícil disfrutar plenamente de la vida o estar bien si no se resuelven estas cuestiones. La variedad es la clave para

Notas

**Notas**

vivir una vida plena, pero mucha variedad y cambio que hagan la vida tan interesante pueden suponer grandes problemas para muchas personas. Todos nosotros experimentamos uno o más de estos cinco aspectos principales en alguna etapa: puede que seas tímido, recientemente jubilado, mayor, un adolescente experimentando cambios, divorciándose, introvertido por naturaleza o atrapado en la rutina de tu vida. Ser conscientemente activo para reconocerlos y lidiar con ellos aporta muchos beneficios.

Si actualmente estás en forma y te encuentras bien, asegurarte de que estas cuestiones estén bien abordadas te permitirá mantener ese 'núcleo de buen sentimiento'.

Si estás luchando para afrontar alguna dolencia, dar los pasos para dirigirlos junto a los  tratamientos médicos permitirá llevar un enfoque integral de la persona para tu salud y bienestar. En mi opinión, no importa cómo de bien esté el enfoque biológico del tratamiento, los problemas volverán a ocurrir si no los consideras, o reaccionas, desde una perspectiva más amplia.

Los sistemas de salud actuales a menudo tienen en cuenta 'otros factores' que influyen en nuestra manera de sentir – el contexto en el que experimentamos salud o dolencias, pero está en tu poder pasar a la acción  y hacer justo eso. Ello influirá significativamente en cómo diriges tu vida, reaccionas o te recuperas.

Una solución simple pero poderosa

*"Lo que comenzó como un manera para lidiar
con los problemas en mi vida me ha dado curación
de muchas maneras. Me mantuvo tranquila en medio
de mis grandes temores y ansiedades, me nutrió
con sus colores y texturas. Es fortalecedor."*

*"A largo plazo, tejer ha restaurado
mi confianza perdida
en mí y en el mundo."*

*"Es algo para aferrarse en los momentos
más oscuros, una balsa."*

La Terapia de Labores puede ayudarte a que te liberes de ciclos de pasividad, problemas y prescripciones. Como parte de un enfoque holístico de salud, la Terapia de Labores te habilita para influir en tu mente, cuerpo y espíritu, a cambiar tu ambiente íntimo y social, así como a complementar cualquier tratamiento que puedas recibir.

**TÚ PUEDES hacer que el cambio positivo ocurra, pero solo ocurrirá si viene desde dentro de ti, no como resultado de alguien o algo más que tú.**

El éxito del cambio requiere perseverancia para desarrollar nuevos hábitos mientras aseguras que tus reservas estén llenas y tu voluntad reavivada. Usar el tejer como una herramienta móvil te permitirá estar activo en cualquier momento y lugar.

**Notas**

La página web Stitchlinks te provee amistad constante, información y apoyo para mantener tus reservas y voluntad cargadas y darte un empujoncito hacia el bienestar.

Es emocionante saber que involucrándote y pasando a la acción TÚ PUEDES mejorar tu vida, y tejer puede ayudarte a empezar hoy mismo. Da  pequeños pasos, persiste y los beneficios llegarán.

Identifica dónde te gustaría llegar, escríbelo y usa este libro junto a la Terapia de Labores para ayudarte a encontrar el éxito.

Tómate tu tiempo para revisar las metas que escribiste al principio del libro y haz los cambios que consideres necesarios.

Decide tomar el control hoy para mejorar tu salud y bienestar y alcanzar lo más alto de tu potencial.

Una solución simple pero poderosa

# Mis Notas

# PUNTOS PARA REPASAR

1. Usa el tejido y este libro para ganar conocimiento y como una herramienta. Estar involucrado y "hacer" te ayudará a tener éxito, mantenerte motivado sobre la marcha y recargar tus reservas a la vez. Cíñete a ello y los beneficios llegarán.

2. Practica ser flexible en tu manera de pensar y sigue practicándolo – es fundamental para estar bien. Ello te permite mantener el control. La fortaleza está en la flexibilidad y no en la rigidez.

3. Desarrolla un núcleo central de buenos sentimientos a pesar de las influencias externas. Céntrate en disfrutar de cada momento y de aquellas cosas a las que tienes fácil acceso.

4. Adopta un enfoque integral de la persona para tu salud y bienestar teniendo en cuenta la influencia de cada cosa que ocurre en la vida y revisando sus efectos.

Notas

5. Recuerda que los factores que influyen sobre cómo te sientes son mayores que los problemas que se pueden tratar sólo con medicación. Atiende estos asuntos centrales.

6. Sé proactivo con tu salud y bienestar. Usa la Terapia de Labores como herramienta. Te ayudará a librarte de las tres pes – pasividad, problemas y prescripciones. Puede que no sea fácil al principio, pero usa el tejer para no dejar nunca esta actitud.

7. Actúa para mantener tu cerebro saludable y vibrante. Recuerda que si no lo usas lo pierdes. Aprende y sigue aprendiendo nuevas aptitudes a lo largo de tu vida.

8. Haz que el cambio positivo comience hoy. Independientemente de cómo sea de pequeño, toma ese primer y pequeño paso. Sólo ocurrirá si viene desde dentro de ti, no como resultado de alguien o algo más que tú.

Notas

# Mis Notas

Una solución simple pero poderosa

# -2-
# ¿QUÉ HACE QUE TEJER SEA ESPECIAL?

## Descubre el potencial de tus manos

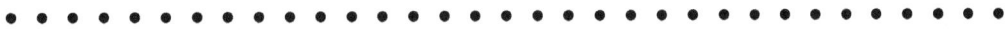

· · · · · · · · · · · · · · · · · · · · · · · · ·

Algo maravilloso de tejer es... que pone un poder móvil en tus manos...

**Notas**

Mi trabajo ha consistido en mirar más allá del arte de tejer y dar explicaciones científicas a lo que dicen distintas personas tejedoras a lo ancho del planeta. Lo que he descubierto es excitante y hace que tejer sea tan especial.

Para lograr que el mundo científico se interesara en mi trabajo, la palabra 'tejer' ha sido la mayor barrera. A simple vista tejer y ciencia parecen mundos distintos… hasta ahora.

**Lo que realmente se esconde detrás de tejer es complejo y excitante.**

Para poder presentarme en la puerta de los científicos, académicos y médicos comencé a llamar al tejido como 'una intervención bilateral rítmica y psicosocial'. Esta frase logró llamar su atención e interés.

Cualquier actividad que disfrutes y no haga daño a los demás mejorará tu sentido del bienestar, pero tejer tiene algunas cualidades que lo hacen destacar entre la multitud. Estas son –

- Movimientos con la mano
- Posición de la mano
- La manera en la que habilita el contacto visual… o no
- Su portabilidad

Una solución simple pero poderosa

Notas

**Una prueba antropológica sugiere que los movimientos con la mano pueden causar desarrollo del cerebro de diversas maneras.**

Nuestras acciones y movimientos se reflejan en un mapa en nuestro cerebro. Los mapas de tejer están reforzados regularmente porque la mayoría de las personas que tejen lo hacen entre tres y cinco veces por semana, mientras que muchas tejen cada día.

La información que obtienes de tus manos es también importante para ayudar a construir tu 'dibujo del mundo' personal. Lo que tú percibes como 'realidad' es en realidad una compleja construcción de tu cerebro de toda la información sensorial que recolecta y procesa inconscientemente cada décima de segundo.

*"Nuestras manos nos ayudan a desarrollar una conciencia de nosotros mismos diciéndonos dónde termina nuestro cuerpo y dónde comienza el resto del mundo"*
Profesor Leah Krubitzer.

Como fisioterapeuta especializada en tratamientos neuronales, me interesé inmediatamente en la naturaleza de los movimientos y su potencial impacto en el cerebro. Los fisioterapeutas han usado patrones bilaterales del movimiento para el tratamiento de daño cerebral durante años.

**Notas**

Tendemos a creer la información que nuestro cerebro nos da… pero en algunos casos puede llegar a una conclusión errónea. comportamientos habituales o enfermedades crónicas pueden cambiar tu percepción del mundo, tanto física como psicológicamente. Aquellas personas que sufren dolores crónicos, por ejemplo, a menudo tienen alterada la percepción del espacio. Esto puede variar desde las extremidades que perciben formas o tamaños diferentes hasta llegar a no ser capaces de discernir el espacio que ocupa su cuerpo. De igual manera algunas personas que están confinadas en casa se pueden sentir muy inseguras en un entorno abierto o con multitud. Las percepciones de la realidad del cerebro no son necesariamente acertadas siempre.

Con esto en mente, mi interés en la naturaleza de los movimientos de dos manos se incrementó cuando las tejedoras con dolores crónicos hicieron comentarios como –

*"Es extraño, siento como si supiera donde estoy en el espacio."*

*"He notado que puedo andar por el supermercado sin tener el sentimiento de que voy a tropezar con las cosas."*

*"Puedo andar por calles bulliciosas y no tropezar con la gente – parece que supiera dónde estoy."*

Tejer supone un complejo patrón de movimientos bilaterales y coordinados. Requiere mucha integración en tu cerebro para afinar los movimientos que posibilitan a tus manos trabajar juntas de una manera particular, lo que significa que tu cerebro está trabajando duro.

El hecho de que estos movimientos crucen la línea media de tu cuerpo es interesante también: los movimientos que cruzan la línea media involucran mayor capacidad del cerebro. La línea media del cuerpo es un punto de referencia significativo para el cerebro. La investigación está en una fase temprana pero cruzar la línea media puede afectar tu percepción del dolor en una extremidad, por ejemplo[4]. Todavía no se entiende del todo por qué.

Llevar a cabo un patrón de movimiento bilateral coordinado a través de la línea media del cuerpo, al que además estás mirando, es un proceso complicado; se utiliza una gran capacidad del cerebro, dejándolo con menos capacidad para prestar atención a otros asuntos. Además, si añadimos un patrón complicado y tener que contar, usas aún más tu cerebro. Un gran número de las historias recopiladas sobre tejedoras describe el tejer como un distractor muy efectivo de la atención del cerebro, y puedes sacar provecho de ello para tomar el control de tu vida.

Yendo directamente al grano de los movimientos se plantea el tema peliagudo de si tejer usando un movimiento más

**Notas**

amplio cruzando la línea media puede resultar más beneficioso que los pequeños movimientos del tejer continental.

\*　　\*　　\*

Cualquiera que sea tu estilo para tejer, los movimientos son importantes de muchas formas.

Estudios en animales han demostrado que un movimiento repetitivo aumenta la producción de serotonina[5,6].

La serotonina te pone de buen humor pero también calma y es analgésico. Las personas suelen realizar movimientos repetitivos y rítmicos de manera instintiva cuando se encuentran estresadas o traumatizadas. Intuitivamente se tranquilizan a sí mismas mientras se mecen, caminan de un lado a otro o tamborilean.

**El tejer de manera regular (más de 3 veces a la semana) puede ayudar a las personas a sentirse más calmadas y felices, incluso aquellas que sufren depresión clínica[1].**

Quienes respondieron en nuestro estudio de Stitchlinks/ Universidad de Cardiff[1], a menudo atribuyeron el sentimiento de calma a la naturaleza rítmica de los movimientos y hablaron de entrar en un estado casi meditativo o de ensimismamiento o 'estar en la zona'. Muchas historias lo apoyan.

Una solución simple pero poderosa

*"De verdad puedo sentir la tensión saliendo de mí.*
*Me quedo totalmente enfocado en el ritmo de mis manos*
*y puedo soltar todo lo que he llevado conmigo durante el día"*

Notas

Este ritmo es importante porque la persona tejedora lo controla y lo cambia de acuerdo con su estado de ánimo en cualquier momento.

Si estás obligado a tejer a un ritmo que esté fuera de sincronización con la tendencia natural del momento, podrías sentirte estresado. Aquellas personas que tejen con una fecha límite apretada o demasiado rígida suelen estar de acuerdo con esto.

El ritmo de los movimientos facilita una sensación de profunda calma y ese estado cuasi meditativo tan ampliamente atribuido a tejer. Es instantáneamente familiar y reconfortante lo que junto a su movilidad, te proporciona una herramienta poderosa para manejar el estrés, pánico y ansiedad en cualquier lugar. Desde un punto de vista terapéutico, esto tiene muchas aplicaciones prácticas sobre las que hablaré en el Capítulo 10.

Los efectos calmantes habilitan a la persona que teje a disfrutar del proceso tanto como alcanzar los resultados. Esta contínua recompensa, que no depende del producto final, es motivadora. Te aporta persistencia, necesaria para que el cambio suceda con éxito. Quienes respondieron

**Notas**

en la encuesta de Stitchlinks / Universidad de Cardiff nos dijeron que tejer les ayudaba a desarrollar habilidades de persistencia, paciencia y planificación[1].

Disfrutar del momento y el proceso de esta manera, permite al cerebro una ruptura con los pensamientos de preocupación sobre el pasado o el futuro. A menudo se describe como disfrutar el santuario de una mente tranquila.

La meditación regular es conocida por tener numerosos beneficios para la salud[7,8]. Puede reducir la inflamación, inducir curación, animar una actitud positiva e incluso ayudar a generar conexiones neuronales y así como nuevas neuronas. Desafortunadamente, las personas que más lo necesitan (por estrés o enfermedad) a menudo son quienes lo encuentran más difícil de aprender – los pensamientos o síntomas del estrés pueden interrumpir fácilmente en el estado meditativo.

**Entrar en un estado casi meditativo aparece como un efecto natural de tejer.**

Esto tiene el potencial de dirigir los beneficios de la meditación a una audiencia más amplia – personas mayores, niños, gente con dificultades de aprendizaje – sin que ellos tengan que aceptar o entender los conceptos subyacentes o comprometerse en un proceso de aprendizaje. Los nuevos tejedores pueden lograr entrar en el flujo de movimientos bastante rápido y pronto llegan a ser automáticos.

Una solución simple pero poderosa

La naturaleza automática de los movimientos podría ser importante en otros sentidos. La reflexión describe poderosos ciclos de pensamientos negativos y habituales que podrían llegar a estar atrapados en tu subconsciente y que son difíciles de romper. Mapas de movimientos automáticos se almacenan en tu subconsciente – como conducir un coche o montar en bicicleta, tú actúas sin tener que pensar conscientemente en cada cosa.

Los tejedores hablan de tejer como tener el poder de romper y expulsar ciclos de reflexión, así que la naturaleza automática de los movimientos podría jugar un papel importante en reenfocar la mente en procesos de pensamiento más positivos y progresivos. Terapéuticamente, la hipótesis de que llevar a cabo movimientos automáticos puede ayudarnos a acceder al inconsciente, tiene un gran potencial.

Un movimiento automático también puede ayudar a iniciar y recuperar el movimiento de las manos si has tenido problemas. Esto pasa, de forma particular, si has tejido en el pasado. Puede que requiera un poco de práctica, pero generalmente una vez aprendido, el 'saber tejer' estará contigo toda la vida.

He observado que cuando el cerebro está ocupado en una tarea subconsciente, la conversación tiende a ser más profunda e íntima. Historias de personas que disfrutan tejiendo en grupo apoyan esta teoría. Es como si la atención

Notas

**Notas**

prestada a tejer implicara suficiente capacidad del cerebro como para desconectar el propio control. Esto puede ser útil si eres tímido o introvertido por naturaleza, ya que te encontrarás participando y disfrutando de conversaciones que hay a tu alrededor. En un sentido terapéutico es útil para animar a aquellas personas con baja confianza social o que encuentren dificultades para hablar.

> *"Las conversaciones tienden a ser más íntimas*
> *y/o envolventes de lo que normalmente serían.*
> *Es como si el movimiento repetitivo permitiera liberar*
> *barreras y la conversación se vuelve más fácil."*

Si asistes a grupos de tejedores, sabrás que las risas más altas y charla fluidas son un sello de identidad de quienes tejen juntos. Los movimientos rítmicos y automáticos animan a un sentimiento de relajación, familiaridad y confort, lo que a su vez anima a diversión, conversación y risas.

\*    \*    \*

La naturaleza de los movimientos de tejer podría incluso afectar a los síntomas del desorden del estrés post-traumático (DEPT). Las personas tejedoras que sufren este problema hacen comentarios sobre una reducción de *flashbacks* y otros síntomas, como pesadillas.

Emily Holmes y Catherine Deeprose de la Universidad de Oxford en Reino Unido han estudiado los efectos del movimiento visio-espacial y su influencia en los *flashbacks*.

Una solución simple pero poderosa

Ellas descubrieron que el desarrollo de un movimiento visio-espacial durante o inmediatamente después de un suceso traumático reducía significativamente la frecuencia de los *flashbacks*. El estudio recomienda realizar estos movimientos dentro de las seis siguientes horas del trauma y recomendaron que se hicieran más estudios sobre el tejer y los rosarios (*worry beads*)[9,10].

Las personas que tejen, sin embargo, muestran mejorías en los síntomas DEPT mucho más allá de seis horas. Podría ser que activar de manera intencionada una experiencia traumática mientras llevas a cabo el movimiento visio-espacial de tejer tiene el mismo efecto.

\*　　\*　　\*

**No tengo duda de que la combinación de movimiento, pensamiento y sentimiento es importante, lo describiría como unificador.**

> *"Pienso que para mí todo el proceso es una manera de reconectar conmigo mismo de nuevo."*

He observado que aquellas personas que están psicológicamente estresadas o sufren algún problema médico de larga duración a menudo aparecen 'fracturadas'. Cuando estás bien, tu mente y tu cuerpo trabajan en armonía como mente-cuerpo, y como resultado vives con aparentemente poco esfuerzo, sin darte cuenta de los millones de interacciones que están ocurriendo de punta a

Notas

**Notas**

cabo de tu ser. Sin embargo, cuando los problemas se presentan, tu atención se dirige hacia otras áreas. Tú podrías incluso advertir el constante *chitchat* a tu alrededor, que es perturbador para tu bienestar. La desarmonía se desarrolla y parece fracturar la relación cuerpo-mente saludable, llevando el problema ante tu atención.

La combinación de movimiento rítmico, pensamiento y sentimiento parece calmar este conflicto. Es algo integrador. *Yoga* y *Tai Chi* son ejemplos de actividades que también parecen tener este unificante efecto.

El neurólogo Frank Wilson lo comenta en su libro *The Hand*[11]

*"Cuando el deseo personal motiva a una persona*
*a aprender a hacer algo bien con las manos,*
*se inicia un proceso extremadamente complicado*
*que otorga el trabajo con una poderosa carga emocional.*
*Parece que las personas cambian de manera significativa*
*e irreversible cuando movimientos, pensamientos*
*y sentimiento se fusionan durante la búsqueda*
*activa de metas personales a largo plazo."*

\*     \*     \*

**La postura de tus manos mientras tejes también es importante, incrementa tu espacio personal para dar la percepción de una seguridad incrementada.**

Notas

Muchas historias hablan sobre la posición de las manos como una barrera con el mundo exterior. En combinación con las propiedades calmantes y de *self-soothing*, podría ser usado para manejar una variedad de situaciones particularmente si tienes tendencia a la ansiedad en situaciones sociales o transporte público.

Algunos psicólogos argumentan que darte herramientas para manejar situaciones donde tienes miedo no te ayudan a enfrentarte a tus temores – simplemente te ayuda a evitarlos. Yo argumento que todo el mundo necesita una pequeña ayuda para tener éxito cuando quiere dar el primer paso, pues de cualquier otro modo nunca lo harías. Tejer te lleva a ese trampolín, desde ahí tu confianza crecerá. Es posible pensar que pasado un tiempo no hará falta tejer para calmar la ansiedad o el dolor, el saber que tienes una sencilla y poderosa herramienta en el bolso para combatirlo es suficiente. Muchas tejedoras usan su labor para socializar, ir en transporte público o asistir a un grupo terapéutico. Sin ella nunca hubiesen dado ese primer paso vital.

*"No es escapismo pero en mis momentos de tejer (tejer y planificar y elegir e imaginar) soy capaz de separarme de las preocupaciones del momento."*

**Tejer es incluso una de las pocas actividades que te permite contacto visual mientras charlas... o no.**

**Notas**

Ese 'o no' es importante porque te pone en completo control. Hace perfectamente aceptable sentarte y tejer tranquilamente si lo deseas. Terapéuticamente es importante porque te anima a unirte a un grupo y seguir asistiendo incluso si te sientes vulnerable.

**Tejer no sólo habilita estos primeros pasos hacia la socialización sino que habilita a las personas a acceder al grupo de terapia que puedan necesitar y las anima a ceñirse a ello.**

\*     \*     \*

Tejer es una de las pocas actividades verdaderamente portátiles. Siendo fácilmente accesible, móvil y apta para ambientes individuales y de grupo significa que las personas tejedoras tienen una herramienta poderosa a mano en cualquier momento y lugar.

Tejer como actividad terapéutica también cumple otros criterios importantes incluso cuando se considera una actividad apta para un gran rango de ambientes, incluyendo las clínicas. No ensucia, es fácilmente accesible a todos independientemente de clases, cultura, perfil y formación, así todo el mundo puede beneficiarse. La actividad en sí misma puede ser aprendida o reforzada con libros, DVDs, y YouTube, habiendo así mucho material de apoyo disponible entre las sesiones. Es incluso un medio rentable de aprendizaje porque el trabajo se puede deshacer mientras experimentas y exploras diferentes combinaciones de puntos.

**La combinación de movimientos al tejer, posición de la mano, portabilidad y la manera de establecer contacto visual o no, lo hace especial.**

Descubrir este potencial en tus manos te permitirá asumir el control de tu vida.

Saber que tienes poder portátil al alcance de tus manos puede ser reconfortante. Te echa un cable para alcanzar el bienestar.

Notas

# PUNTOS PARA REPASAR

1. Centrarte en la información y sentimiento que obtienes de las manos mientras tejes. Te ayudará a construir una visión personal del mundo.

2. Mira tus manos mientras tejes si quieres distraer tu mente de problemas o asuntos negativos. Te ocupa gran capacidad del cerebro dejando menos disponible para otros problemas.

3. Teje más de tres veces a la semana. Te ayudará a sentirte calmada y más feliz, incluso si sufres de depresión.

4. Céntrate en el ritmo y la naturaleza repetitiva de los movimientos. Ello te habilitará a disfrutar del santuario de una mente tranquila.

Notas

5. Logra envolverte en el proceso de tejer. La recompensa constante de sentirte bien te motivará en tu camino hacia el bienestar.

6. Siente el unificante efecto del tejer terapéutico. Absorbete en la combinación de movimiento, pensamiento y sentimiento.

7. Usa los movimientos automáticos de tejer para conversar con más fluidez si eres tímido por naturaleza o sufres ansiedad en compañía de otros.

8. Elige mirar a la gente mientras tejes y conversas... o no. No tengas miedo de sentarte y tejer tranquilamente, es perfectamente aceptable. Esto te hará tomar el control en situaciones de grupo.

Notas

# Mis Notas

Una solución simple pero poderosa

# -3-
# TEJER PARA MEJORAR

## Gana y ayuda a los demás a ganar también

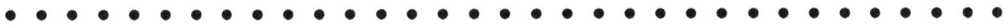

· · · · · · · · · · · · · · · · · · · · · · · · · · · · · · · · ·

Algo maravilloso acerca de tejer es…

que todo el mundo gana…

**Notas**

El conocimiento adquirido en este libro te permitirá lograr objetivos personales tanto como beneficiarte de tus relaciones, amistades, ocio, experiencias de trabajo e incluso personas a las que no conoces.

Cualquiera que sea la razón por la que tejer (por el proceso, por el producto), quien quiera que elijas para tejer (tú mismo, amigos, familia o caridad), hay beneficio para todos involucrados. Puedes tejer para mejorar tu propia salud y dar regalos para beneficiar a otros al mismo tiempo. Así vamos a ver cómo puedes ganar y ayudar a otros a hacerlo también.

Como parte de tu estrategia integral de la persona para la salud y el bienestar, encontrarás beneficioso considerar tu estado de ánimo en general, patrones de pensamiento, niveles de autoestima y estrés tanto como cuanto te involucras en actividades y ocupaciones sociales, creativas, y gratificantes. Todos influyen sobre tu salud y bienestar de manera significativa.

Si estás en forma y sano, tejer lo podrás usar para lidiar con el estrés normal y pequeños problemas de la vida diaria. Esto te ayudará a prevenir que surgen futuros problemas, incluso te ayudará a manejar esos imprevisibles escenarios y los sucesos más estresantes, pero inevitables, de la vida.

Si tienes una salud delicada, tejer te puede servir para mejorar tu bienestar y disfrutar de una vida más plena.

Una solución simple pero poderosa

Te puede ayudar a manejar los síntomas, disminuir la medicación, disfrutar de relaciones sociales y dar regalos. Te puede devolver el control.

*"Me concentro en el tejido en mis manos mientras el hilo se enrosca sobre mi mano y se mueve con las agujas. Es una manera de tomar el control de mi mente cuando la situación en la que estoy no conduce a la meditación."*

En nuestro estudio de Stitchlinks/Universidad de Cardiff[1], las personas tejedoras dicen que sus razones para tejer son las cualidades terapéuticas, meditativas y relajantes, así como productivas y que permiten la contribución a través de dar regalos y donaciones solidarias. Ser 'creativo' se ve también como un importante beneficio así como establecer interacciones sociales y hacer amigos. Así cualquiera que sea tu objetivo, sea uno o todos de los mencionadas, puedes empezar a beneficiarte hoy y ayudar a otros en el proceso.

*"Tejer permite pensamiento fluido y fortalecedor. Si en algún momento me siento estresado o de bajón, cojo mis agujas y de pronto me encuentro mejor. Tejer me permite canalizar mis emociones hacia las prendas que estoy creando y me ayuda convertir pensamientos negativos en positivos".*

**Tejer tranquilamente (ver Capítulo 4) te provee un medio para la relajación, calma y el disfrute de la soledad.**

Notas

**Tejer en grupo (ver Capítulo 5) te permite conocer a otras personas en un entorno seguro y social para disfrutar de divertirte, reír y charlar en compañía de otros.**

Un grupo de tejer te posibilita a pertenecer a una comunidad comprensiva. Un grupo local te ayudara a crear y construir una fuerte comunidad local tanto como obtener el acceso a un amplio abanico de personas interesantes desde diversos perfiles.

Tejer te puede ayudar a desenvolverte en la vida cotidiana, a manejar el cambio, lidiar con los cambios normales de ánimo, mantener tu nivel de estrés en un nivel saludable, ocuparte en viajes aburridos u otros momentos improductivos y ayudarte a dormir mejor. Puede literalmente cambiar tu mente y cómo te sientes sobre ti mismo, tu vida y el mundo.

*"Tejer me ha permitido cuestionar mis propios estereotipos sobre mi misma. No me puedo sentir inútil. No es posible que sea inútil si tejo incluso una simple bufanda. Mi concentración no puede ser mala si soy capaz de tejer encaje y calcetines y seguir patrones complicados."*

Tejer puede ser realmente valioso para momentos relajantes después del trabajo y nuestro estudio encontró que esto era particularmente importante para aquellos cuyo trabajo supone estar sentado frente a un ordenador. Pasar de un trabajo en dos dimensiones a través de la pantalla a una tarea táctil y creativa en tres dimensiones te ayuda a manejar el estrés del día y da a tu cerebro un enfoque completamente diferente. Puede ocuparte en tu trayecto al trabajo, y tejer un rato a la hora de comer puede ayudarte a manejar el estrés, conocer gente nueva y mejorar tu pensamiento creativo y resolución de problemas.

Es posible recordar y evocar los sentimientos de calma que sientes mientras tejes y usarlo para ayudar en la mayoría de las situaciones que temes. Esto funciona incluso cuando no tienes tu labor a mano o cuando la situación no es apta para tejer, tal como durante un examen, una entrevista o hablar en público.

*     *     *

Actividades con un propósito son conocidos como beneficiosas para el bienestar – provee estructura y objetivo para cada día. Sin embargo este trabajo resalta la importancia de distinguir entre una ocupación encaminada al deber y una ocupación encaminada a la recompensa – actividades que requieren un sistema de recompensas. Estoy hablando sobre los trabajos que sientes como obligados frente a las actividades de las que disfrutas.

Las tareas de la casa, por ejemplo, tienen propósito pero es posible que no las encuentres divertidas especialmente si no te encuentras bien. Muchas de las personas que tienen una salud delicada y baja autoestima priorizan las tareas del hogar sobre otras actividades para su propio bienestar.

**Notas**

Hacen esto porque se sienten culpables de no ser capaces de contribuir a la vida o a sus familias de otra manera, sobre todo si su condición ha implicado tener que dejar de trabajar. Como resultado la vida se convierte en una lista de tareas y malestar. Su atención se centra más en lograr cosas básicas de la vida más que disfrutar de actividades creativas que les permitan experimentar su potencial – encontrar autorrealización y alcanzar la cumbre de su potencial personal.

**Ser capaz de pensar de manera creativa es importante para el bienestar y para la capacidad de pensar flexiblemente y de resolver problemas. Te abre más opciones e ideas. Pensar de manera creativa puede servir incluso como distracción constante.**

Puedes usar el tejer para apoyar deliberadamente tu habilidad creativa. Ello te ayuda a manejar el cambio, pensar de manera innovadora, resolver problemas más eficientemente y mejor autogestión de problemas del trabajo y de la vida en general tanto como cualquier síntoma de enfermedad que pudieras experimentar. Pensar de manera creativa puede convertirse en un hábito beneficioso que puede ocupar y distraer tu mente de aspectos negativos o síntomas tales como dolor de una manera más sostenida, positiva y constante.

*"El entusiasmo que obtengo de crear*
*es un fuerte impulso."*

**Creatividad es lo que diferencia al ser humano. Es la fuente del bienestar.**

Pensar y comportarse de una manera flexible te capacitará para responder de una manera que no te lleva a pensar de manera negativa o catastrófica cuando suceden eventos inevitables de la vida. Una mente flexible es capaz de 'dejar llevar' los cambios. Siendo capaz de pensar de manera creativa ampliará tus opciones y te habilita para responder de manera más ingeniosa e innovadora. Puedes desarrollar tu habilidad creativa tejiendo y hablo más sobre este aspecto en el Capítulo 10.

**Tejer te habilita a disminuir tu nivel de estrés mientras desarrollas una manera de pensar creativa y disfrutas del contacto social, haciéndolo una herramienta efectiva.**

Tener metas para alcanzar da propósito a la a vida. Tejer enseña la habilidad de establecer los objetivos de una manera alcanzable. Es importante establecer los objetivos flexibles porque a veces la vida toma cambios imprevistos. Es cuestión ser flexible al mismo tiempo que sabes hacia dónde te diriges en la vida.

Animo a la gente a tomar 'caminos dirigidos' más que 'rutas rígidas' porque el objetivo de la vida es disfrutar de tantos momentos como puedas a lo largo de los caminos que tomes. Una meta te dará tu dirección pero a veces podrías encontrar que es necesario divergir del camino para incluir o permitir

**Notas**

influencias externas y explorar oportunidades. Tejer te enseñará que con perseverancia puedes alcanzar tu meta a pesar de los obstáculos del camino, como un río que llega al mar.

**La vida es una colección de momentos y si te centras demasiado en el final de camino, podrías perderte estos momentos – pierde los momentos y habrás perdido la vida.**

Tejer refleja visualmente la ética de analizar las tareas o dar paso tras paso – cada punto representa el éxito de un paso hacia el final de la fila y cada fila es un paso hacia tu meta, ya sea disfrutar del proceso o tejer un regalo.

El cambio forzado, en forma de enfermedad, repetición, jubilación, o envejecimiento puede afectar a tus sentimientos de autoestima y cambiar tu identidad – la persona que sientes que eres. Sentirte capaz de contribuir es importante para crear tu identidad y estatus en la sociedad, así cuando es afectada es fácil sentir pérdida e insignificante. No saber quién eres o dónde estás en el mundo es altamente dañino para tu bienestar.

Tejer puede servir para hacer regalos, para para contribuir a tu familia, y a un abanico más amplio de gente a través de organizaciones benéficas y  otros causas, así ayudando a otros ganar también. Este acto de dar puede borrar la carga de no sentirte valorado. Puede ayudarte a crear una nueva y positiva identidad. Las investigaciones han mostrado que dar a proyectos solidarios estimula químicos de felicidad en tu cerebro. El estudio de Stitchlinks / Universidad de Cardiff[1] mostró que hacer y dar regalos era una razón importante para las personas que tejen. Quien recibe el regalo consigue un obsequio tejido a mano y la persona tejedora aumenta su nivel de químicos de felicidad además de encontrar su lugar en la comunidad. ¡Todo el mundo gana!

*"Hay muchas veces cuando siento que no sirvo para nada a nadie, y entonces recuerdo las mantas, jerséis y piezas tejidas que he hecho para otros. Es un gran estímulo."*

El mundo de tejer también tiene muchas 'causas' para tejer. Por ejemplo, puedes tejer calcetines para los soldados, gorros para quienes están en tratamiento de quimioterapia, mantas para los ancianos, ropa de bebés para niños prematuros, o para niños enfermos de África, gorros para los sin techos o mantas para perros y gatos abandonados, por citar unas cuantas. El '*Prayer Shawl Ministry*' anima a las tejedoras a tejer para mujeres que han sufrido maltratos y los chales se mandan como un abrazo de un desconocido. Hay incluso peticiones de tejedoras como la 'Teje un Río' campaña organizada por la tienda *I Knit*[13] de Londres y la Ayuda al Agua en Reino Unido.

**Hay algo poderosamente simbólico sobre abrigar a las personas vulnerables con algo calentito y cómodo, y el conocimiento que has mejorado la vida de alguien mejorará tu vida también.**

**Notas**

Tejer para aquellos que más lo necesitan puede cambiar drásticamente tu perspectiva de la vida. Puede sutilmente cambiar tu manera de pensar – te das cuenta de que tienes la capacidad y el poder de mejorar las vidas de aquellas que están en una situación peor que la tuya, y al hacer esto mejoras la tuya también. Este conocimiento puede ayudarte a construir una nueva identidad basada en pensamientos y acciones positivos

*"Tejer me ha dado esperanza y confianza en mí misma. Aunque otros siempre me han creído capaz de hacer cualquier cosa que quería, yo siempre lo he dudado, y tejer de alguna manera me ha cambiado eso".*

Los beneficios de contribuir y sentirte útil en tu familia inmediata, comunidad o la sociedad van más allá que la primera sensación de felicidad. Te conecta con ese grupo o comunidad dándote un sentido de pertenencia – y todos necesitamos 'pertenecer' a algún lugar. Te ayuda a construir un sentimiento interior de 'quién eres en la sociedad'; desarrollando un fuerte núcleo de propia creencia, tu puedes aprender a 'saber quién eres' a pesar de presiones externas. Aquellas personas que mantienen un fuerte sentimiento de quienes son tienden a gestionar su condición médica a largo plazo de manera más efectiva porque se mantienen separados de su dolencia. Estas personas así evitan convertirse en su propia enfermedad.

\*     \*     \*

El cerebro humano sólo puede centrarse en una cosa a la vez y aunque algunos de nosotros pensamos que tenemos una efectividad multitarea, lo que realmente hace el cerebro es cambiar rápidamente entre diferentes tareas y no desempeña ninguna tan eficientemente como si centrara la atención en una sola. La buena noticia es que puedes usar este hecho para tu beneficio. Si encuentras que tu mente está centrada en pensamientos negativos o aspectos que van en detrimento de tu bienestar es posible distraer la atención de tu cerebro de esos problemas de forma deliberada dándole un enfoque sólo a tejer.

Tener el conocimiento y herramientas para distraer tu mente de problemas o síntomas de enfermedad puede darte el poder y devolverte el control. Sentirse en control cambia significativamente tu perspectiva de la vida.

Es incluso mejor. Hay algo más pasando que una simple distracción durante el proceso de tejer. Hay un constante re-enfoque de atención. Te encontrarás planificando y pensando sobre tejer y futuros proyectos aunque no estés tejiendo en ese momento. Planificarás lo que quieres tejer, para quien tejer y los colores y texturas que podrías usar. Te imaginarás cómo se sienten esas texturas y cómo impactarán los colores en el diseño en su conjunto. Si el proyecto es con fines de regalo pensarás en el placer que dará tu regalo y las gracias que recibirás no solo al abrirlo sino cada vez que vaya a ser usado.

Notas

**Notas**

Hay muchos beneficios para ti. Todo el proceso dirige tu mente hacia eventos y sentimientos positivos, constructivos y progresivos, lo que estimula pensamiento positivo, imaginación, visualización y creatividad. El proceso provoca emociones y sentimientos de anticipación, orgullo, alegría y felicidad, lo que no habrás experimentado por un tiempo si te has estado sintiendo mal o estresado. Te ayudará a cambiar los patrones de pensamiento desviando tu atención de, y rompiendo, cualquier ciclo negativo y destructivo.

**Cuanto más uses estos caminos positivos, más fuertes se hacen. De esta manera podrás establecer hábitos positivos y comenzar a cambiar los mismos caminos neuronales que forman tu cerebro para literalmente cambiar tu mente. Sentirse exitoso aumenta la autoestima. Creer que TÚ PUEDES hacer algo te hará sentir mejor.**

Divertirse y disfrutar del ocio son aspectos importantes de vivir bien, particularmente si estas en compañía de otros que te apoyan y animan. Diversión y ocio pueden fácilmente ser excluidos de nuestras vidas cotidianas si tratamos de trabajar más horas o intentamos alcanzar metas imposibles. También puede ser difícil divertirte si no te sientes bien, así tener una actividad que te distraiga de los problemas al tiempo que te calma las ansiedades y te animar a reír puede ser un medio efectivo de volver a divertirte en tu vida. El volumen de risas que emana de un grupo de tejedoras es evidente y, por supuesto, reír es beneficioso en sí mismo. Incluso el acto de sonreír se ha

Una solución simple pero poderosa

demostrado que mejora el ánimo y te hace sentir mejor.

**La portabilidad de tejer tiene un rol crucial en su éxito como herramienta para el bienestar, convirtiéndose en una actividad en la que TÚ PUEDES tener éxito desde tu sillón o en cualquier lugar.**

Esta fácil accesibilidad es un motivante poderoso que te animará a progresar, a aprender más y a explorar y experimentar con nuevas y creativas ideas.

**Tu autoestima y confianza conseguirán un gran aumento de ver el progreso, sentir el éxito y ser capaz de ayudar a otros.**

La movilidad de tejer habilita todos estos beneficios al estar a tu disponibilidad en cualquier momento, haciéndolo una herramienta ideal para mejorar tu bienestar donde quieras y cuando quieras – en la cama, en casa, de camino al trabajo, en el bar con tus amigos, esperando una cola, cuando estás enfadado, triste o simplemente quieres algo de tiempo para ti misma. Si tejes simplemente por el efecto calmante del proceso o por el producto final, puedes tejer por tu propia salud y bienestar tanto como dar regalos para ayudar a los demás. Todo el mundo gana.

**Es un camino poderoso y significante hacia el bienestar. Ten paciencia contigo mismo, cíñete a ello y lo HARÁS. TÚ PUEDES ganar y ayudar a otros a ganar también.**

# PUNTOS PARA REPASAR

1. Tejer para beneficiar tu propio bienestar y crear regalos que benefician a los demás a la vez. Es una buena sensación.

2. Mantener tus niveles de estrés bajo control con una dosis diaria de tejer. Beneficiará mucho tu salud y bienestar además de ayudar a prevenir futuros problemas.

3. Logra el hábito de pensar creativamente. Ampliará tus opciones y te ayudará a responder de manera más ingeniosa e innovadora en todos los aspectos de tu vida.

4. Conoce el rumbo de tu vida pero sé flexible. Establece caminos con propósitos en vez de rutas rígidas y divídelos en pasos alcanzables. No te olvides de disfrutar de cada momento durante el camino.

Notas

5. Distingue entre ocupación encaminada al deber y actividades que te hacen sentir bien. Los trabajos que sientes como obligaciones que han de hacer frente a las actividades que disfrutas.

6. Usa tejer para romper con ciclos de pensamientos destructivos y negativos. Focaliza tu mente en experiencias positivas, progresivas y constructivas. Se trata de aumentar los momentos positivos.

7. Da a otros. Te sentirás bien y te ayudará a construir un fuerte núcleo de autoconfianza y una identidad positiva mientras ayudas a los demás.

8. Teje para gente que tenga más necesidad que tú. Tienes el poder de mejorar sus vidas y cambiar tu perspectiva del mundo al mismo tiempo. TÚ PUEDES ayudar a los demás.

Notas

# Mis Notas

Una solución simple pero poderosa

# -4-
# TEJER TRANQUILO

## Alcanza la paz interior y aprende a disfrutar de la soledad

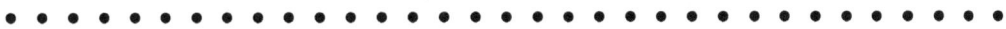

. . . . . . . . . . . . . . . . . . . . . . . . . . .

Algo maravilloso de tejer es...

que no tienes que depender de otros.

El poder está en tus manos...

**Notas**

Lo maravilloso del tejer tranquilo es que puedes hacerlo en compañía de tu familia, con tu gato o perro a tu lado o en la tranquilidad de tu propia presencia – no hace falta ningún lugar especial ni organización. Tienes una ayuda disponible en cualquier momento de la noche o del día.

El cambio es una parte normal de la vida. Es esencial para introducir la variedad necesaria para ganar fuerza pero a menudo puede ser estresante. Usando el tejer como una herramienta para tranquilizarse te hará más fácil el pasaje de los retos en la vida y te habilitará a aceptar el cambio ofreciendo nuevas experiencias y oportunidades.

**Tejer tranquilo te provee una herramienta para manejar tu bienestar diario, a llevar los vaivenes de retos inevitables de la vida y el cambio.**

El estilo de vida moderno es insidiosamente estresante y se hace difícil desconectar, así el estrés puede ir aumentando sin que te des cuenta, hasta llegar a niveles que afecten de muchas maneras a tu salud, relaciones y bienestar. Por tanto, es importante reservar algo de tiempo cada día para relajarte y experimentar la sensación de una mente tranquila para bajar los niveles de estrés y habilitar que tu sistema natural de curación se active. Tejer te puede ayudar a alcanzarlo.

*"Uso el tejer como un lugar, un hobby todo mío y sólo para mí. Un lugar donde puedo meditar y simplemente sentir la estructura del hilo y el clic-clac casi hipnótico de las agujas. Tejer me ayuda a curar."*

El estrés es una gran fuente de problemas para la salud en la vida moderna. Es un estado poderoso de cuerpo-mente en el que los altos niveles de las hormonas del estrés fluyen por todo tu cuerpo para maximizar un estado de 'lucha o huida'. Esto te evita el peligro inmediato, pero a largo plazo, el estrés es altamente destructivo para cada sistema y órgano de tu cuerpo. Mantener los niveles de estrés bajo control en el día a día es primordial para mejorar tu salud y bienestar.

*"Dentro de una fila, yo podría sentir los músculos de mi cuello relajarse y mi cuerpo comenzó a relajarse por primera vez en meses. Podía casi sentir mi cerebro ajustándose, advirtiendo que aquello no era malo y calmándose."*

El estado de estrés evolucionó para ayudar a los humanos primitivos a resistir y luchar o huir del peligro. La respuesta 'lucha o huye' al estrés equipa al cuerpo con la fortaleza y energía necesaria para salir del peligro, tanto como para resistirse y luchar como para huir de la fuente de la amenaza. Hay muchas historias de hazañas sobrehumanas llevadas a cabo durante momentos de alto peligro – es tu sistema de estrés quien lo permite.

Bajo circunstancias de amenaza, una explosión de hormonas del estrés asegura que tu corazón bombee más sangre a tus músculos, tomando oxígeno para alimentar las células de los músculos y transportar los productos de desecho fuera. Tu cerebro estará más alerta y listo para reaccionar. Durante este proceso, el flujo sanguíneo que va a tus aparatos digestivo y

**Notas**

reproductivo se reduce significativamente para permitir un enfoque en aquellos que te sacan fuera de peligro. Tú llegarás a estar 'programado' para 'luchar o huir'. Un cuerpo en este estado no duerme, digiere o reproduce – estas se convierten en funciones secundarias para sobrevivir. Esta es la razón por la cual un estado constante de estrés crónico produce problemas en el sueño, la digestión y la procreación.

Es un mecanismo de supervivencia complejo que ha evolucionado para mantenerte vivo en situaciones concretas. Esa misma acción de luchar o huir bajo estas circunstancias disipa aquellos niveles altos de hormonas del estrés.

Hoy en día, sin embargo, en el día a día 'normal' de tu vida tienes pocas razones para resistir y luchar o huir para tu vida. En la sociedad moderna el problema del estrés es mucho más malicioso y regular. Tus respuestas al estrés pueden desencadenarse por un portazo, ruidos altos, alta carga de trabajo, un jefe intimidatorio, el trayecto hacia el trabajo – de hecho, puede ser una cantidad de asuntos que, aunque desagradables, no supongan directamente una amenaza a la vida. Sin embargo, pueden llegar a serlo como resultado de estrés acumulado a largo plazo.

**En la vida moderna las hormonas del estrés no se disipan de forma natural. Así, a menos que hagas algo para relajarte a diario, irás acumulando niveles de químicos de estrés que podrían llegar a ser destructivos para la salud.**

Todos necesitamos cierto nivel de presión para mantenernos motivados, estimulados e interesados por la vida, pero los niveles constantes e incontrolados son altamente peligrosos para la salud y el bienestar. También previenen al sistema de curación natural de tu cuerpo de hacer su trabajo.

No se sabe por qué el sistema de estrés ha quedado poco cambiado a lo largo de la evolución, pero un punto de vista es que la vida moderna ha cambiado más deprisa de lo que es capaz de evolucionar el cuerpo humano. Sin embargo, quizás es un mecanismo de supervivencia demasiado importante para justificar el cambio porque aún hay ocasiones en la vida en las que las personas necesitan esta reacción básica de supervivencia.

\*    \*    \*

En nuestro estudio de Stitchlinks / Universidad de Cardiff[1], las personas tejedoras registraron los movimientos rítmicos de tejer y el sentimiento calmante casi meditativo que estos movimientos inducen como una razón mayor para tejer diariamente. Encontramos que era significativa la relación entre la frecuencia de tejer y el sentimiento de calma - cuanto más a menudo se teje, con mayor frecuencia aparecía el sentimiento de calma.

**Tejer es una buena manera de relajar y mantener el estrés en niveles saludables.**

Notas

**Notas**

Reservar tan solo veinte minutos al día para envolverte en el proceso rítmico tranquilo de tejer puede ayudar a controlar los niveles de estrés a que estamos sometidos diariamente. Ser capaz de desconectar durante un periodo de tiempo cada día es importante para tu salud y bienestar, particularmente en esta época de acceso a las redes 24 horas al día 7 días a la semana. Tu cuerpo necesita tiempo para curarse, crecer y recuperarse y esto no tiene lugar mientras tu cuerpo esté 'alerta' para luchar o huir – la curación se convierte en secundaria a la supervivencia. Es beneficioso para nosotros tener momentos de respiro en los que la mente descanse cada día.

*"Es tan meditativo. Yo me siento y tejo y me pierdo*
*en mi propio mundo tranquilo."*

Tu cuerpo no puede estar alerta todo el tiempo sin sufrir consecuencias de estar en permanente estado de estrés. Un cuerpo en ese estado no digiere o duerme, ni se cura o reproduce. Puede traer consigo condiciones tales como colon irritado, dolor crónico, fibromialgia, fatiga crónica, enfermedad de corazón e incluso cáncer. Manejar el estrés de manera regular es vital para tu salud y bienestar.

**El estado de estrés se desencadena automáticamente – la velocidad es esencial para protegernos del peligro – pero este estado de relajación debe ser deliberadamente buscado así que necesitas ser proactivo en hacer que esto ocurra.**

Una solución simple pero poderosa

Es importante 'escapar' a diario de un estilo de vida de alta tecnología, donde siempre estamos enchufados. Si tienes un trabajo estresante, tómate un momento durante la hora de comer para tejer y desconectar. Encontrarás que hacer esto es beneficioso en muchos sentidos, te podría incluso ayudar a resolver problemas que has estado dando vueltas toda la mañana – si desconectas del problema y te envuelves en una ocupación relajante, a menudo surge una solución en tu mente.

*"Tejer me lleva a un estado mental tranquilo, contemplativo y meditativo. A menudo encuentro que si estoy meditando sobre aspectos problemáticos mientras tejo los resuelvo tranquilamente."*

No hacer nada o no tener nada para hacer puede ser tan estresante como tener mucho que hacer. Tu cerebro necesita ocupación, objetivos, estructura y retos para permitirte desarrollar. El truco es conseguir el equilibrio. Tejer te puede ayudar a alcanzar un equilibrio en la vida.

Cuando usamos la Terapia de Labores como una herramienta para alcanzar el bienestar advertimos que a los hombres, en particular, les gusta tejer por el proceso y podrían incluso deshacer lo tejido para volver a usarlo. El proceso y la recompensa constante de lograr momentos habituales de calma se convierten en su propósito y su recompensa.

La insidiosa naturaleza del estrés de la vida moderna puede pillarte desprevenido. Los inevitables acontecimientos de la vida añaden una carga a este estrés. Tomarse veinte minutos

**Notas**

para tejer cada día, te animará a tener un hábito de relajación habitual, lo que tiene efectos de gran alcance sobre todos aspectos de tu vida.

Si tienes una vida estresada, es fácil olvidar que se siente cuando uno está relajado. Tu cerebro se adapta y aprende que tu estado de estrés es normal. El sentimiento que experimentas mientras tu mente fluye con los movimientos de tejer te puede enseñar lo que se siente al estar realmente relajado de nuevo, y puedes aprender a evocar este sentimiento incluso cuando no tienes la labor en tus manos.

Es una buena idea planificar por adelantado si sabes que vas a tener un inminente evento estresante. Puedes tejer para calmarte de antemano y llevar un kit móvil para tejer dónde y cuándo lo necesites. Ten uno a mano en tu bolso para usarlo en eventos y circunstancias imprevistas también.

\*     \*     \*

**Si tienes tendencias perfeccionistas, necesitas ser consciente de tus niveles de estrés y ansiedad.**

El típico perfeccionista sufrirá estrés cada vez que no alcance sus propios estándares perfeccionistas en cada actividad que haga. El perfeccionismo puede ser una gran fuente de estrés y mala salud.

Cuando era niña, se me enseñó a marcarme unos objetivos altos, pero hay una diferencia entre marcarse altos objetivos y que sean irreales o inalcanzables. Nadie es perfecto y nadie llega a alcanzar la perfección en cualquier tarea. Todos somos humanos y cometemos fallos. He aprendido a través de este trabajo, que dirigirme hacia la perfección va en detrimento de mi bienestar, y advertirlo me ha posibilitado a 'dejarte llevar'. Tú puedes hacerlo también.

Me encanta la historia de los artesanos de alfombras persas, quienes a propósito cometen algún error en sus bonitas alfombras; lo hacen porque creen que solo Alá es perfecto.

Una mujer, una exitosa diseñadora, quien había estado debatiendo sobre esta historia me dijo que había decidido que tenía que dejar algún error en su tejido. Ella continuó esto con un 'pero no puedo decidir dónde dejarlo, porque tiene que quedar bien con el diseño'. Si tú eres perfeccionista reconocerás su dilema.

Tener éxito hace necesario un proceso de aprendizaje, lo que a menudo conlleva prueba y error.

**Nosotros aprendemos de nuestros errores. Los errores nos pueden dirigir a increíbles descubrimientos y logros – muchos de los grandes inventos del mundo son resultado de errores.**

Si eres perfeccionista, tu enfoque principal es dirigir tu mente hacia el flujo del movimiento al tejer, más que en la calidad de los puntos. También es importante que sepas aprender de

Notas

**Notas**

los 'errores', para lograrlo es buena idea tener un proyecto 'libre' en proceso. Una frase común que oigo es que 'quizás tú no ves el error, pero yo sí'. Es un gran ejemplo de cómo tu cerebro se centra en un aspecto, y cuanto más se enfoca en él, más crece ese pensamiento particular, y el 'error' aparece mayor. La mayoría de las veces, nadie más lo advierte.

Se disfruta de 'tejer libremente' simplemente por el proceso, donde la experimentación puede tener lugar y los 'errores' se celebran como peculiaridades que lo hacen especial – una parte importante del proceso de aprendizaje. Una de las características de los optimistas es que cuando se experimentan contratiempos, buscan aprender de la experiencia. Gradualmente aprenderás a disfrutar de esta libertad y te darás cuenta de que las inconsistencias hacen del mundo un lugar más interesante.

Alcanzar un estado mental tranquilo en el día a día es altamente beneficioso para la salud y el bienestar en general y particularmente importante si sufres de mala salud. Experimentar un estado de relajación regularmente disminuye tu sistema de estrés y eleva tu sistema de defensas. Regularmente entrar en un estado mental tranquilo fortalecerá los caminos neuronales hasta que la relajación llegue a ser una parte habitual de tu vida.

Si te encuentras a ti mismo ocupado, usa el tejer para alcanzar un balance entre la participación activa y los momentos de relajación donde tu mente descansa.

Una solución simple pero poderosa

**Cuando tus niveles de estrés son altos, la curación se pausa. Momentos de relajación habituales pueden mejorar el proceso de curación natural de tu cuerpo.**

\*    \*    \*

El sentimiento de soledad va en detrimento de la salud[14], pero hay una gran diferencia entre sentirse solo y estar solo. Es posible disfrutar estando solo y deleitarse de aquellos momentos de soledad y paz; y tejer puede ayudarte a lograrlo. Si te encuentras solo, búscate un proyecto de tejer en el que te puedes perder, aprender una nueva habilidad, buscar en internet nuevas ideas, texturas, colores, experimentar, preguntar dudas, pensar creativamente. Al hacerlo te darás cuenta de que disfrutas de esos momentos donde estás completamente perdido en el disfrutar de la tarea – estarás 'en el flujo'. El tiempo parecerá pasar de manera diferente.

**Usa el tiempo que estás a solas para disfrutar de la paz y el santuario de la soledad.**

*"Cuando estoy sola, tejo y me siento mejor."*

Si te encuentras sola la mayor parte del tiempo, busca grupos para unirte a ellos, ve a la biblioteca para acceder a libros sobre tejer y manualidades, visita mercados locales para buscar provisiones, ofrécete como voluntario para enseñar a alguien a tejer o ayuda a gestionar y crear un

**Notas**

grupo de tejer. Únete al foro de Stitchlinks donde encontrarás amigos a los que les importas y te entienden.

*   *   *

El color y la textura de tus hilos y agujas influirán en la manera en la que te sientes. Si te sientes flojo, usa tu tejido para subir tu estado de ánimo. Puedes maximizar sus beneficios eligiendo proyectos adecuados para cada momento. Los colores, texturas y conversaciones que tejer trae a tu casa pueden mejorar el ambiente. El proceso creativo realzará y hará más amplio tu pensamiento.

*"Me mantuvo enganchada con placer, textura, color y el convencimiento de que seguía siendo una persona válida aunque muchas partes de mí no funcionaban bien."*

**Aprenderás a ansiar y atesorar aquellos momentos tranquilos de soledad donde tu mente fluye en armonía con tus manos.**

*   *   *

Tejer tranquilo te mostrará los beneficios de la persistencia, la paciencia y la planificación – habilidades valoradas en todas las áreas de la vida.

Trabajar un proyecto en casa con el plan de mostrarlo a tus amigos en un grupo de tejer tiene muchas ventajas. Te da algo qué desear. Crear regalos para la familia y los amigos te animará a imaginar, visualizar y anticipar. Contribuir a la caridad y tejer para la gente que lo necesita te nutre los sentimientos de orgullo y autoestima. Esto puede cambiar significativamente tus perspectivas en la vida.

La mayoría de la gente inmediatamente se centra en aspectos positivos de tejer en grupos de apoyo cuando al principio piensan en los beneficios de tejer, pero tejer tranquilo es igual de importante. Tiene beneficios diferentes. Combinar las dos opciones te permitirá maximizar los beneficios para tu salud y bienestar.

**Teje en solitario para incrementar tu estado de ánimo, gestionar tu estrés, mejorar tu ambiente, cambiar tus patrones de pensamiento y tu visión de la vida.**

**Descubre y disfruta la paz interior y aprende a disfrutar de la soledad sin tener que depender de otros.**

Usa el tejer como una herramienta para disfrutar igualmente de la soledad y la compañía de otros. Descubrirás que la vida brotará y florecerá desde allí.

Notas

# REVISA TUS METAS

Ahora es el momento adecuado de revisar tus metas. Podrías advertir que han cambiado. Toma un momento para pensar en lo que has leído y las notas que habías escrito.

## Mis Metas

1.

2.

3.

4.

5.

# PUNTOS PARA REPASAR

I. Reserva un momento cada día para tejer. Ello reducirá tu nivel de estrés y fomentará el hábito de relajación. Tendrá efectos de amplio alcance en todos los aspectos de tu vida.

2. Si eres perfeccionista, haz que llevar tu mente hacia el flujo de movimiento sea tu primer objetivo. Aprende a cometer errores con una pieza de 'tejido libre' y celébralos como una señal de que has aprendido algo nuevo.

3. Aprende a desconectar por un momento cada día para dar a tu mente un respiro y a tu cuerpo tiempo para recuperarse. Una pequeña dosis de tejer te ayudará a mejorar tu salud y bienestar.

4. Usa el tejer para alcanzar un balance entre una vida activa y momentos de descanso para la relajación. No dependas de otros. El poder está en tus manos.

Notas

5. Deliberadamente busca un momento de relajación al día. No pasará solo, así que usa el tejer para lograrlo y conviértelo en un hábito.

6. Resuelve cualquiera de los problemas que tengas con una sesión de tejer. La investigación ha demostrado que en un estado de relajación, la solución a menudo llega a tu mente.

7. Aprende a disfrutar de los momentos de soledad donde fluye tu mente en armonía con tus manos. Sentirte contento en la paz de tu propia presencia te ayudará a gestionar los sentimientos de soledad y aislamiento.

8. Combina tejer tranquilo y tejer en grupo. Los beneficios de cada uno son diferentes. Usados juntos te dan una poderosa herramienta siempre a mano.

Notas

# Mis Notas

Una solución simple pero poderosa

# -5-
# TEJER
# JUNTOS

## Pertenece, disfruta y ríete – es el tejido de la vida

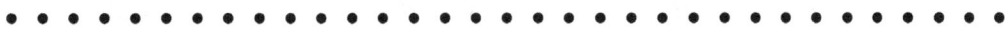

. . . . . . . . . . . . . . . . . . . . . . . . . . . . . . . . . .

Algo maravilloso acerca de tejer es... que te permite divertirte y disfrutar de la compañía de otros incluso si eres una persona tímida o introvertida...

**Notas**

Tejer crea y fortalece comunidades. El tejido social acoge a la persona completa dentro de su comunidad.

*"Existe un lazo de sentimientos compartidos que de alguna manera va más allá de la mera camaradería."*

Disfrutar del contacto social es una parte importante de vivir la vida plenamente. El compromiso social ha sido hallado beneficioso para la salud y el bienestar a muchos niveles. Un estudio en 2012 descubrió que las personas que mantienen relaciones sociales y están mentalmente activas tienen una probabilidad de desarrollar demencia un 40% menor[15]. La combinación de actividad física, mental y social es importante.

**El apoyo de los amigos puede ayudarte a vivir una vida más larga, más saludable y más feliz. Las personas que mantienen compromiso social viven más tiempo debido al apoyo y la compañía que reciben y también por la ayuda, información y conocimiento que obtienen de otras personas.**

Este efecto no es exclusivo de adultos mayores, se aplica a todos los grupos de edad. Tejer en grupo provee un medio seguro de hacer amigos a través de las generaciones habilitándote a desarrollar una diversa red de apoyo.
En el estudio de Stitchlinks / Universidad de Cardiff[1,] el 90% de las respuestas comentan que han hecho alguno o muchos amigos tejiendo. Otro estudio ha descubierto que el compromiso social en ratas produce una reducción en el dolor nervioso[16].

Los autores teorizan que el estrés del aislamiento incrementa los niveles de inflamación.

*"Creemos que los individuos que están en pareja difieren psicológicamente de aquellos individuos socialmente aislados y esta diferencia es una menor inflamación."* [16]

El estudio de Stitchlinks / Universidad de Cardiff[1] descubrió que aquellas personas que tejían juntas tenían más probabilidad de sentirse más tranquilas, felices, emocionadas, útiles y mejor consigo mismas. Tejer en grupo tenía un impacto significativo sobre la felicidad percibida, aprendizaje de nuevas habilidades, mejora del contacto social y comunicación con otros. Aquellas personas que sufrían de depresión clínica se beneficiaban más en términos de sentirse más felices y mejor consigo mismas si pertenecían a un grupo de tejer que si no lo hacían.

*"La terapia de tejer en grupo no tiene precio."*

No hay duda que disfrutar del apoyo del contacto social es bueno para ti y pertenecer a un grupo tiene numerosos beneficios, incluso si no te sientes aislado. Estos incluyen el apoyo de otros miembros, aprendizaje mutuo, compartir información, disfrutar y proveer una red de apoyo a la que puedes recurrir en momentos de necesidad. Pertenecer es importante. Saber que hay alguien para ayudarte en momentos de necesidad es importante. Te fortalece los ánimos para vivir, explorar y disfrutar de la vida.

**Notas**

Incluso si eres una persona introvertida que prefiere su propia compañía, aún te hace sentir bien si sientes que perteneces a algún lugar. En el estudio de Stitchlinks / Universidad de Cardiff[1], el 86% de los que respondieron contestaron que asistir a un grupo de tejer les daba un sentimiento de pertenencia. Ayuda a construir relaciones de confianza, abre una oportunidad para conversar, habilita para contar y compartir tu historia y ayuda a reafirmar tu lugar en la sociedad.

∗　　∗　　∗

El aislamiento social es altamente perjudicial para la salud. Estudios sobre la neurociencia de la soledad han demostrado que el sentimiento de soledad hace más sensible tu sistema nervioso y afecta a tu sistema inmunitario. La soledad puede causar numerosos problemas de la salud desde ataques al corazón hasta depresión y dolor crónico. El neuro-científico John Carioppo descubrió que el sentimiento de soledad es tan perjudicial para la salud como fumar quince cigarrillos al día[17].

Además, si te sientes solo a menudo encontrarás más duro salir de tu entorno familiar, y como resultado, tu confianza en ti mismo y motivación decaerán aún más y volverás más aislado y menos activo, física y mentalmente. Si vuelves a pensar en los asuntos principales resaltados en el Capítulo 1, es fácil alimentar este ciclo de soledad, estrés, baja autoestima y falta de ocupación gratificante y desarrollo de problemas secundarios físicos y problemas de salud mental también.

**Tejer en un grupo de la zona te puede ayudar a construir comunidades de apoyo cerca de casa.**

Aquellas personas con problemas de salud mental o desórdenes en el aprendizaje a menudo sienten que no encajan en la sociedad y sufren de una vida de aislamiento y en consecuencia problemas de salud adicionales. Sin embargo, no tienes que estar enfermo o vivir en una zona aislada para sentirte solo. Las ciudades bulliciosas pueden tener la sensación de ser los lugares más desolados del mundo, las madres de recién nacidos a menudo se sienten aisladas del mundo al igual que quien se muda a un área nueva. Puede ser difícil socializar por varias razones y es fácil volverse aislado socialmente cuando no te sientes bien, o te haces mayor.

Unirte a un grupo no sólo te ayudará a crear y mantener una red de apoyo, también te hará ser menos propenso a esos problemas secundarios que surgen cuando te sientes solo, como comer de más, el aumento de una vida sedentaria, problemas de movilidad, de mal humor y letargo.

*"Sin ello me quedaría en casa sin ninguna conexión*
*al mundo exterior, con falta de autoestima*
*y sufriendo de ansiedad y pánico."*

**Es importante para los seres humanos tener la oportunidad de simplemente 'ser' con otros sin la necesidad de sentir que tienen que participar.**

Notas

**Notas**

Muchas personas no tienen esta oportunidad. Estar juntos en la relajada compañía de otros es curativo, pero normalmente sólo es posible experimentar esta experiencia con gente que conoces bien y con quien te sientes cómodo. La actividad relajante de tejer hace posible sentirte cómodo con gente que no habías visto antes. Ya tienes un interés en común, y si no te apetece hablar te puedes relajar sabiendo que está perfectamente aceptado sentarte y tejer tranquilamente y simplemente 'estar'. Te da el control de la situación.

*"La atmósfera de calma que existe en un grupo de tejedoras hace a la gente sentirse cómoda y tampoco sientes que tengas que hablar – puedes simplemente estar en silencio disfrutando de tu labor."*

*"Te abre una manera diferente de escuchar también."*

\*  \*  \*

También te encontrarás riéndote un montón. Una de las cosas evidentes que advertirás de los grupos de tejedoras es el volumen de las risas y como de fácil fluye la conversación. Es una experiencia relajante y rejuvenecedora y los problemas del mundo se olvidan mientras te diviertes y disfrutas del tiempo con los amigos. La diversión, disfrute, risa y conversación relajada con los amigos en un ambiente seguro es lo opuesto a tu respuesta al estrés 'lucha o huida'[18] y activará el sistema natural de curación de tu cuerpo.

**La risa social está correlacionada con un elevado umbral del dolor[19]. Así quienes experimentan dolor se pueden**

**beneficiar de diferentes maneras de pertenecer a un grupo de tejedoras.**

\*     \*     \*

Acudir a un nuevo grupo, sin embargo, puede ser un poco abrumador. No es fácil unirse a un grupo incluso para las personas más seguras. Para quienes tienen baja autoestima o son naturalmente introvertidos podría ser demasiado estresante, así puedes conseguir aislarte más. Tejer te permitirá dar el primer paso y pronto comenzarás a disfrutar de la compañía de otros.

Parece haber una relación de sinergia entre tejer y el grupo. La actividad de tejer provee una herramienta para tranquilizarse y gestionar mejor los sentimientos de ansiedad o temor a acudir a un grupo por primera vez o aquellos momentos que te sientas vulnerable. El grupo de tejer, por otro lado, engrandece los beneficios de tejer como una actividad individual.

*"Ir a fiestas u otros eventos sociales es aterrador para mí. Imagina mi sorpresa cuando al unirme y conducir a una clase de como tejer un chal de lana shetland sin pánico ni preocupación. Tenía ganas de ir. Tejer me dio el coraje de salir y socializar con otras tejedoras. Estoy activamente buscando grupos, clubes y encuentros de tejedoras para asistir. No solo para aprender cosas nuevas, sino también para interactuar con otras personas. Eso es bastante asombroso para mí."*

Notas

**Notas**

Volviendo al Capítulo 2, la posición de tus manos mientras tejes contribuye al sentimiento de seguridad y confort en situaciones donde de otra manera te sentirías ansioso o amenazado. Esto continúa el aumento del sentimiento de relajación.

**El hecho de que puedas elegir mantener el contacto visual o no con otros mientras tejes significa que tú tienes el control.**

*       *       *

Los grupos de Terapia de Labores son lugares seguros. Proveen un ambiente seguro para encontrarse con otras personas de una variedad de diferentes origines. La actividad común te da una razón para asistir y un punto fácil de conversación, así que no tendrás que preocuparte si tienes algo en común con otro grupo. La conversación fluirá naturalmente – al principio sobre colores y texturas y técnicas de tejer, pero gira fácilmente hacia otras áreas de la vida. Ello puede cubrir una variedad de comentarios y temas que te darán información y opiniones de un amplio rango de individuos a los que de otra manera no tendrías acceso o contacto.

Los grupos también te proveen la oportunidad de 'contar tu historia' en una comunidad segura. Contar tu historia en voz alta puede ayudarte a cambiar tu perspectiva del mundo. Te ayudará a establecer normas y así poner problemas en perspectiva. Aprenderás que no estás solo en el mundo.

*"Yo argumentaría que la comunidad se constituye
una vez se sacan las agujas del bolso.
Se abre un espacio para la conversación."*

Para aquellos que están enfermos o enredados en problemas personales, la actividad de tejer te proveerá un enfoque alternativo y positivo de la conversación que deja los problemas atrás. Te da algo más sobre lo que hablar, una 'AlterKNITiva' en la que puedas centrar la atención.

Personas de todos los ámbitos de la sociedad, diferentes culturas, niveles educativos y grupos étnicos pueden juntarse para tejer y encontrar un hilo conductor en un mundo complejo. Amistades firmes se forman entre personas que de otra manera no se hubieran conocido. Los roles de la vida se pueden intercambiar en un grupo de tejer - una persona que dejó la escuela a los dieciséis se puede convertir en una maestra hábil que enseña a un profesor de universidad, lo que implica beneficios para todos. Tejer en un grupo iguala las condiciones. Ello puede resultar en ver, escuchar y comunicarte con las personas de manera diferente. Es un ambiente sobrecogedoramente tolerante y habilita que personas de grupos minoritarios se integran en la comunidad.

En muchas sociedades modernas, el elemento importante de contacto se ha perdido de la vida de las personas. Tocar a un prójimo se ha convertido en algo incluso casi  inaceptable salvo que le conozcas bien. El contacto reconfortante y

**Notas**

comprensivo puede transmitir mucho más que palabras. Tejer juntos puede animar a las personas a interactuar de esta manera en un ambiente seguro.

\*      \*      \*

En el lugar de trabajo, grupos de tejer en el almuerzo pueden ser un medio de lidiar con el estrés y promover la comunicación – un lugar donde aquellas personas que están más abajo en la cadena se sientan en igualdad en compañía de sus gerentes. Lograr conocer a cada uno de manera informal en un 'grupo de tejer de la empresa' puede ser una manera genial de construir un fuerte equipo de trabajo. Asimismo, si hay alguna persona que tenga problemas 'encajando' con el equipo, el grupo de tejer en la empresa puede ser un buen lugar para juntarse en un ambiente relajado y seguro.

Usado un ambiente de asistencia sanitaria, los grupos pueden ayudar a construir confianza social e incluso proveer una fuente de información, consejo, educación, supervisión, motivación y apoyo a largo plazo. También pueden servir para impartir información sobre la salud a grupos de minorías étnicas o mujeres que han sufrido abuso, quienes de otra manera no tendrían acceso a estos grupos de apoyo debido a restricciones religiosas, culturales o sociales.

Los grupos de tejer con un enfoque clínico se pueden convertir en grupos de sesiones de terapia para personas

Notas

con enfermedad mental o aquellas personas con adiciones tales como drogas, alcohol o tabaco. Centrándose en algo aparte del problema y animar a estas personas a hablar en un ambiente seguro puede funcionar bien.

**Esto es lo que yo llamo un 'grupo médico no medicado' y pienso que es una manera interesante y emocionante de apoyar la autogestión de la salud y el bienestar así como condiciones médicas a largo plazo.**

\*       \*       \*

El estudio Stitchlinks / Universidad de Cardiff[1] mostró que aquellas personas que asistieron a grupos de tejer (a través del internet o cara a cara) tenían más probabilidad de pensar que tejer les había permitido aprender nuevos habilidades de tejer además de un amplio rango de habilidades prácticas y transferibles tales como el conocimiento de la tecnología de la información, paciencia, planificación así como habilidades sociales y de comunicación y estrategias para hacer frente a la vida.

Una vez te sientas cómodo en un grupo de tejer pronto te encontrarás a ti mismo observando nuevas habilidades y deseando aprender más. Estos grupos son un gran lugar para el aprendizaje, tanto juntos como el uno del otro. Es importante seguir aprendiendo a lo largo de la vida, ello mantiene tu cerebro saludable. Promueve pensamientos y habilidades creativas y el deseo de aprender nuevas técnicas

**Notas**

de tejer tanto como otras habilidades relacionadas tales como usar el ordenador para buscar patrones y materiales.

Una dosis regular de novedad es importante para generar nuevas neuronas y vías nerviosas y no tendrás problemas de mantener tus pensamientos creativos fluyendo si asistes un grupo de tejer de manera regular.

Si no tienes un grupo de tejer en tu área, ¿por qué no piensas en crear uno? La página de grupos de la web de Stitchlinks tiene toda la información que necesitas para empezar. Desde mi experiencia personal, es realmente reconfortante y divertido.

\*    \*    \*

**El contacto social de apoyo es importante para el bienestar. El aislamiento social y la soledad son perjudiciales para la salud en muchos sentidos.**

Asistir regularmente a un grupo de tejer puede ayudarte a crecer y desarrollar muchas habilidades de la vida que son cruciales para el bienestar. También te permite desarrollar una red social y comprensiva y nutre la básica necesidad humana de pertenecer. Volviendo a pensar en la Pirámide de Maslow (Capítulo 1), te ayudará subir la escalera de necesidades humanas y más cerca a tu cúspide personal.

La actividad tranquila de tejer, combinada con la posición de las manos, quita muchos de los temores de las situaciones sociales y de asistir a un grupo.

**Tejer anima la socialización y participación, y desde allí florecerá tu confianza.**

Como puedes ver, tejer sólo o en grupo puede tener numerosos y diferentes beneficios. Envolverse en ambos es una combinación ganadora.

**Pertenecer, reír, divertirse, y convertirlo en el tejido de tu vida...**

Notas

# REFLEXIONA POR UN MOMENTO

Los próximos capítulos se dirigen a la acción de hacer, así tómate un momento para reflexionar sobre qué te gustaría conseguir de tejer solo y de tejer en grupo. Vuelve y revisar tus metas y cámbialas si fuera necesario. Busca grupos de tejer en tu área.

## Grupos cerca de mí

1.

2.

3.

Una solución simple pero poderosa

# Grupos cerca de mí

4.

5.

6.

7.

8.

# PUNTOS PARA REPASAR

I. Únete a un grupo de la zona para realizar los beneficios de tejer, descubrir nuevos amigos y construir fuertes redes de apoyo.

2. Usa movimientos relajados y la posición de las manos de tejer para reducir cualquier estrés o ansiedad que puedas sentir al asistir un grupo. Recuerda que ya tienes mucho en común.

3. Fomenta el sistema natural de curación de tu cuerpo divirtiéndote con amigos comprensivos. Las risas y conversaciones compartidas con amigos es lo contrario de la reacción de estrés 'huir o luchar'[18].

4. Disfruta participando en la conversación de diversos temas.Ello abrirá tu mente, ampliará tu mundo, te enseñará nuevas cosas y te permitirá 'contar tu historia' en un ambiente seguro.

Notas

5. Disfruta 'simplemente estando' en compañía de otros. Siéntate y teje tranquilamente disfrutando de la 'presencia' del grupo a tu alrededor.

6. Aprende a ver, escuchar y comunicar de manera diferente con personas de un amplio rango de perfiles. Te permitirá ver el mundo desde una perspectiva diferente.

7. Abrir o apuntarte a un encuentro de tejer en tu descanso del almuerzo. Te ayudará a gestionar los niveles de estrés y conocer gente nueva con quien construir un espíritu de equipo.

8. Aprende nuevas habilidades de, o junto a, otros que estén en el grupo. Usa el grupo y la experiencia de otros para estimular el flujo creativo mientras compartes tus conocimientos también.

Notas

# Mis Notas

Una solución simple pero poderosa

# -6-
# SIÉNTATE BIEN

## Mejora tu postura al tejer

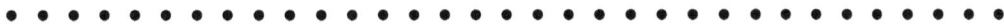

. . . . . . . . . . . . . . . . . . . . . . . . . . . .

Algo maravilloso acerca de tejer es...
que lo puedes hacer en cualquier lugar.
La mayoría de nosotros sentados...

**Notas**

Tomar el hábito de sentarte bien y moverte regularmente asegurará que maximices tu bienestar e incrementes el placer de tejer. Además, mejorará tu aspecto.

Es posible tejer de pie, sentado en una silla, en el autobús, en una silla de ruedas o en la cama. Hay quien también lo hace andando y corriendo.

La mayoría de nosotros tejemos sentados. Así, para maximizar los beneficios terapéuticos deberías saber cómo sentarte de manera confortable, además de bien. Más aún, es esencial desarrollar el hábito de cambiar tu posición y moverte regularmente. Este capítulo trata justamente sobre ello.

Algunos de nosotros que gozamos de buena salud podríamos recostarnos en una posición despatarrada en el sofá, pero recuerda que las acciones repetidas se convierten en hábitos, mental y físicamente. Una buena postura es resultado de un buen hábito, una mala postura es el resultado de malos hábitos acumulados durante años, y cuanto más los mantengamos, más difícil será romperlos.

Debido a ello, tiene sentido tomar los buenos hábitos lo antes posible. No sólo te ayudará a evitar o minimizar el dolor de espalda, cuello y manos más tarde, sino que de pronto pasará a formar parte natural de vivir bien y de una manera positiva.

La postura describe la manera en la que mantienes tu cuerpo frente a la gravedad. Mantener una buena postura significa entrenarte para llegar a ser consciente de cómo te mantienes tu porte en todas las actividades, no de manera rígida, sino de manera relajada e intuitiva. Como en el resto de cosas, esto llegará a ser automático cuando tu cerebro esté acostumbrado a la sensación. Una mala postura suele ser un hábito en la mayoría de nosotros, particularmente con la edad, así que nos sentimos extraños al sentarnos bien al principio. No te preocupes, tu cerebro sólo necesita adaptarse a la sensación de la nueva posición y entonces comenzar a sentirla como 'normal'.

Muchos de los achaques y dolores que experimentamos se deben a una mala postura. Ello, incluso, puede afectar al funcionamiento de órganos internos, restringiendo el espacio necesario para funcionar de tus pulmones o de otros órganos vitales, haciéndote sentir mal y cansado.

Aquellas personas que mantienen una buena postura sobresalen de la multitud. Parecen equilibradas, saludables, y con control. Adoptar una buena postura no sólo te ayudará a que tu cuerpo funcione más eficientemente, sino también te hará sentir mejor sobre ti mismo, mejorará tu confianza e incluso te hará parecer más delgado.

Muchos factores contribuyen a la manera en la que mantienes tu porte a lo largo de la vida. Estos pueden ser físicos, tales como lesiones, tensión muscular, cansancio, dolor o simplemente malos hábitos. Tu estado mental juega también un papel importante. Piensa en aquellos asuntos claves que

Notas

**Notas**

se vieron en el Capítulo 1 porque ellos pueden afectar a la postura también. El estrés por ejemplo, puede causar tensión, así como ansiedad, mientras la depresión o baja autoestima pueden causar que te encorves y pierdas interés en cómo te ves. Todos estos factores pueden resultar en una alteración del alineamiento normal de tu cuerpo, particularmente la columna y la posición de la cabeza sobre tu cuello. Esto con el tiempo provocará daños y rigidez.

Lograr una buena postura no solo mejora tu apariencia, sino que también te sirve para prevenir o disminuir los achaques y dolores. Así que es importante concienciarte y constantemente tener en cuenta tu postura. Estar sentado durante largos periodos de tiempo puede causar rigidez particularmente en tu columna, caderas, rodillas y tobillos. Ciertos músculos, ligamentos y nervios pueden volverse tensos o acortarse en estas áreas. Si tienes tendencia a encorvarte, esto te puede restringir tu respiración y ejercer presión en tus órganos vitales.

**La buena noticia es que cambiar una mala postura está en tus manos. Sé consciente de la manera de sentarte mientras tejes y adopta un hábito de cambiar de posición y moverte con frecuencia.**

Si padeces alguna dolencia de salud particular y necesitas más ayuda, un fisioterapeuta certificado podrá mandarte ejercicios y estiramientos para tus necesidades específicas.

Una solución simple pero poderosa

Mejorar tu postura necesitará perseverancia, pues es común sentirse extraño al principio. Pero merecerá la pena porque serás recompensado a largo plazo con beneficios físicos que te ayudarán a sentirte realmente bien contigo mismo.

*     *     *

Elegir la silla adecuada para tus necesidades individuales es un factor crucial para alcanzar una buena postura sentada mientras tejes. Intenta no tejer en un sofá bajo, pues ello te llevará a recostarte sobre tu labor. Además, tus rodillas estarán más elevadas que tus caderas, haciendo más difícil mantener una buena postura y levantarse desde esta posición. Sentarte de esta manera todos los días podrá acarrear problemas en el futuro. Muchas tejedoras usan el ordenador para buscar patrones y material, así que aplicarían las mismas reglas para sentarte mientras usas el ordenador también. Si usas portátil, ten cuidado de no recostarte sobre él.

Elige una silla que –
• Te permita descansar los pies sobre el suelo
• Te permita tener las caderas por encima de tus rodillas
• Apoye las curvas naturales de tu espalda
• Tenga un asiento firme suficientemente largo para apoyar los muslos, pero no más.

Algunos puntos a tener en mente –
• Siéntate con la base de tu columna contra el respaldo de la silla

**Notas**

- Balancea tu peso uniformemente sobre los huesos sentados
- Apoya ambos pies sobre el suelo
- Prueba a poner una toalla pequeña enrollada en la curva baja de tu espalda para apoyar este área
- Mantén tus hombros ligeramente rectos – ten cuidado de no encorvarlos hacia adelante
- Relaja tus brazos, hombros y mandíbula
- Sé consciente de la postura de tu cuello
- Sé consciente de la posición de tu cabeza sobre tu cuello – extender la barbilla puede causar tensión en el cuello
- Usa una buena luz
- Toma descansos para estirar los dedos y las muñecas
- Toma descansos regulares para andar alrededor y estimular la circulación
- Toma descansos para mirar hacia objetos que están a cierta distancia para evitar vista cansada
- Intercala tu labor, no tejas hasta sentir dolor, es mejor descansar y regresar a tu labor más tarde.

Aunque adoptas una buena postura, estar sentado durante largos periodos de tiempo puede hacerte sentir cansado, como resultado de una mala circulación y el poco oxígeno que llega a los órganos vitales. La inactividad prolongada puede ser un factor en la formación de coágulos de sangre en las piernas del mismo modo que si hicieras un largo viaje en avión. Para minimizar los riesgos de sentarse, haz descansos regulares cada veinte minutos para estirar tus articulaciones, incluyendo las manos. Si puedes caminar por el jardín o la casa te ayudará a aliviar tensión en los músculos y estimular la circulación, enviando más oxígeno a tu cerebro para estar más alerta. Es el momento oportuno para mirar un objeto que esté distante y evitar la vista cansada también.

Si por la naturaleza de tu trabajo o tus condiciones de salud, tienes que pasar mucho tiempo sentado, es importante asegurarte de levantarte y moverte de manera regular para activar la circulación y el flujo de oxígeno - considéralos como momentos de reflexión. De manera similar, si gastas mucho tiempo visitando páginas de tejer o buscando patrones y materiales estate atento sobre tu postura al sentarte y el tiempo que estás en esta postura. Si no puedes levantarte o caminar, es incluso más importante dedicar algo de tiempo de manera regular a estiramientos y movimientos tan lejos como te sea posible.

Las investigaciones han demostrado que estar sentado durante largos periodos de tiempo va en detrimento de la salud[20]. Dado que tejer es una actividad sedentaria tienes que prestar atención al total de tiempo que pasas sentado cada día. Ello podría requerir cambiar tus hábitos diarios. Si eres capaz, planifica hacer de pie tareas que normalmente haces sentado. Muchas personas ahora usan de pie sus ordenadores con este propósito, usando mesas específicas. Cocinar también puede hacerse estando de pie, así toma algo de tiempo para mirar a tu día a día en general pues todo lo que hagas cuenta.

Notas

Después de muchos años ayudando a las personas a tejer con fines terapéuticos he desarrollado maneras de adaptar la postura básica de sentarse y la técnica de tejer que va bien para cada problema y requerimiento individual. Lo más común que encuentro son manos, extremidades superiores o cuellos dolorosos. Muchas personas con artritis en las manos, muñecas, o cuello, o condiciones tales como fibromialgia que afecta manos y brazos dejan actividades como el tejer temiendo que les hará daño. Puede que sean tejedoras de toda la vida que amaban y echan de menos la actividad. Otras que tienen dolor en las manos pueden ser nuevas tejedoras y desean usar tejer como terapia o como hobby pero se sienten reticentes a tejer por temor a que su dolor vaya a peor.

**La buena noticia es que el movimiento es bueno para ti siempre y cuando esté a un ritmo adecuado.**

Si sufres de dolor de manos, habla con tu doctor antes de empezar y descansa durante cualquier estallido de inflamación. Pero la 'baja productividad' obligatoria no tiene por qué ser improductiva. Aprovecha para planificar, anticipar y desear futuros proyectos. Estar involucrado de esta manera te ayudará a mantenerte positivo.

Tejer es un gran ejercicio de manos y hay muy pocas condiciones médicas donde un doctor te aconsejará no moverte. Movimiento y ejercicio son buenos para ti. La inactividad conlleva a la debilidad de músculos y ligamentos,

Una solución simple pero poderosa

rigidez de articulaciones y por último más dolor. Una frase a menudo usada en el ámbito clínico es 'moverse es cuidarse'.

*"Tejer ha sido muy provechoso, mis manos estaban tan doloridas por la artritis que no podía sostener las agujas durante mucho tiempo, pero ahora puedo y mis manos están más flexibles."*

**La buena noticia es que no sólo puedes continuar tejiendo a pesar de los problemas en las manos, puedes usar el tejer como una herramienta para mejorarlas.**

Esto podría suponer cambiar tus hábitos al tejer un poco, pero todo forma parte de adaptarse y cambiar con el flujo de la vida. Yo he posibilitado exitosamente que pacientes con diversos problemas en las manos descubran y redescubran los beneficios y placer de la Terapia de Labores. Si tus manos y muñecas tienen tendencia a tener achaques durante o después de periodos de tejer, puede ser necesario que moderes la velocidad a la que tejes y que incorpores más periodos de reposo y estiramientos. Estas precauciones serán de gran ayuda en prevenir daños tales como lesión por esfuerzo repetitivo (LER) que podrían poner fin al tejer, así que haz buena práctica desde el principio.

Podrías tener que adaptar la postura básica de estar sentada descrita al principio de este capítulo si sufres dolor en el cuello, brazo, muñeca o mano. He probado con los soportes de tejer y mis pacientes y yo siempre volvemos a estas útiles adaptaciones de postura –

*Notas*

Notas

- Coloca una almohada sobre tu regazo para apoyar el peso de tus manos y antebrazos
- Afloja tus hombros y mandíbula – relaja las escápulas de los hombros hacia abajo y atrás
- Sé consciente de tu cuello y la postura 'cabeza-cuello' – mantén la barbilla en una postura natural y no forzada
- Usa agujas circulares para quitar el peso del proyecto de tus manos y cuello
- Mantén los codos pegados al cuerpo de manera que puedas tejer solo moviendo los antebrazos
- Evita mirar hacia abajo por periodos muy prolongados manteniendo tus manos en una almohada y poniendo tu patrón en una tabla sujetapapeles
- Toma descansos regulares para estirar tus manos y dedos – la frecuencia dependerá de cómo te encuentres, si bien todas las personas deberían descansar cada 20-30 minutos
- Sé muy vigilante sobre moderar el ritmo al tejer, teje en periodos cortos para evitar que incremente el dolor.

$$* \quad * \quad *$$

Necesitarás una almohada y estar preparado para experimentar. Si sufres mucho dolor es buena idea que hagas esto con un amigo que pueda pasarte una selección de almohadas para probar. Coloca la almohada sobre tus muslos de tal manera que tus manos reposen en una posición que permita descansar tus codos en una posición de 90º y tus hombros se sientan relajados – no dejes que la almohada suba los hombros hacia las orejas. La firmeza de la almohada debe permitir que absorba el peso total de tus manos además de poder tejer de manera fluida. En esta posición tu cuello, brazos y manos pueden relajarse totalmente.

La almohada absorbe el peso de tus brazos, las agujas y el proyecto de labor y así sólo hacen falta los movimientos rítmicos de tus manos. Aprenderás a adaptar el grado de movimientos con el que te sientes confortable, y el tiempo que vas a tejer, y gradualmente construir sobre ello mientras tus manos se van acostumbrando a los movimientos.

*"He realizado pequeños cambios en la manera de sentarme cuando tejo y hay una gran diferencia. De nuevo puedo disfrutar de tejer a gusto siempre que no tejo demasiado tiempo."*

*       *       *

Durante este proceso aprenderás la diferencia entre el dolor de hacer un ejercicio al que no estás acostumbrado y el dolor de haber hecho demasiado. Todos tenemos un poco de dolor después de realizar un ejercicio diferente, pero se afloja después de un par de días, así que no debes temer si tus manos te duelen cuando comienzas a tejer de nuevo. Si no se afloja después de un día o dos, piensa en tejer algo menos de tiempo en la próxima sesión cuando el dolor ha disminuido e incrementa poco a poco la intensidad desde allí. Todo consiste en encontrar el punto de referencia de actividad desde el cual puedes avanzar. Puedes ver más sobre este aspecto en el Capítulo 9.

Notas

Notas

**Puedes minimizar el riesgo de desarrollar dolor en tus manos o lesión por esfuerzo repetitivo si adoptas una postura correcta y moderas tu ritmo al tejer.**
**Si ya sufres dolor de cuello, brazos o manos puedes continuar tejiendo haciendo pequeños cambios en tu postura al sentarte, en la técnica de tejer y teniendo mucho cuidado de moderar el ritmo al que realizas tu labor.**

Una buena postura es el resultado de un buen hábito y tiene sentido comenzar cuanto antes los buenos hábitos.

Consigue una rutina de sentarte bien y obtendrás beneficios de ello en el futuro.

Una solución simple pero poderosa

# Mis Notas

# PUNTOS PARA REPASAR

1. Toma la costumbre de hacer pausas para moverte, andar y estirar tus piernas y manos. Ello permitirá mantener el flujo sanguíneo y minimizar los riesgos de estar sentado durante mucho tiempo.

2. Tómate tiempo para mirar por la ventana hacia un objeto lejano de manera regular, más o menos cada veinte minutos. Esto te ayudará a prevenir la vista cansada. .

3. Mejora tu autoestima e incluso parecer más delgado practicando buenas posturas y convirtiéndolas en un hábito. Sé consciente de tu postura.

4. Ten en mente que otros aspectos afectan a tu postura. Bajo ánimo, tensión muscular o estrés puede provocar que te encorves, así que presta atención a tu postura si eres propenso a estas condiciones.

Notas

5. Elige una silla adecuada para tu talla y forma para un máximo confort y beneficios para la salud.

6. Presta atención al tiempo que dedicas a estar sentado en un día entero. Estar sentado durante periodos largos va en detrimento de tu salud. Puede significar que tengas que cambiar la manera de hacer algunas actividades.

7. Adapta tu postura y los materiales para tejer si padeces dolor de manos, brazos o cuello. Ello te permitirá continuar tejiendo y disfrutando de la actividad.

8. Piensa en la postura cuando uses el ordenador también, especialmente si tienes el hábito de encorvarte sobre un ordenador portátil. Siéntate bien mientras busques patrones e información.

Notas

# Mis Notas

Una solución simple pero poderosa

# -7-
# PREPARARSE PARA LA ACCIÓN

## Elige el hilo y las agujas para ti

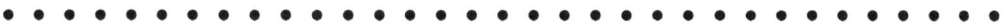

· · · · · · · · · · · · · · · · · · · · · · · · · · · · ·

Algo maravilloso acerca de tejer es...
que incluso planificar y preparar tus
proyectos es beneficioso y emocionante...

**Notas**

Para maximizar los beneficios terapéuticos de tejer deberías considerar la elección de los materiales.

Los materiales que uses contribuirán considerablemente a tu disfrute. Cuando planeas un proyecto considera el tipo de agujas y el color, grosor y textura del hilo. También aprenderás a usar diferentes tipos de proyecto para diferentes beneficios, hablo de ello con más detalle en el próximo capítulo.

La consideración primaria de la Terapia de Labores es la capacidad de 'introducir la mente en el flujo de movimientos', doy más detalle de ello en el Capítulo 9. Tu elección de los materiales puede influir, así que encontrarás beneficioso considerar este requisito cuando planifiques tus proyectos. De manera general, he encontrado el grosor óptimo medio de la aguja, éste debe ser alrededor de 4mm. Es mucho más difícil alcanzar un buen flujo de movimientos con agujas muy largas o muy pesadas.

**Elegir un proyecto que requiera hilo de doble hebra y agujas de 4mm es un buen comienzo**

Así pues vamos a centrarnos en las agujas...

Las preferencias personales tienen el mayor rol en tu elección de las agujas – opta por aquellas que te dan más placer al tejer. Vale la pena experimentar con varias agujas para encontrar las que mejor te convengan. Si perteneces a un grupo de tejer pregunta para probar distintos tipos o comprar entre todas las personas una variedad de agujas con las que podáis probar.

Hoy en día las agujas de tejer están disponibles en una gran variedad de materiales, pero a menudo el debate en cuestión es de madera o metal. Muchas personas con problemas en las manos prefieren usar agujas de madera, porque son más flexibles y cálidas, pero no por ello asumas que este es tu caso – prueba con madera, plástico y metal para descubrir tus preferencias personales. Cada material tiene sus pros y sus contras. En general, he encontrado que las personas con problemas en las manos prefieren tejer con agujas de madera de abedul pulido.

Las puntas tienden a deslizarse menos fácilmente con agujas de madera de tal manera que algunas personas encuentran que esto añade 'resistencia' al flujo de los movimientos. Si este es tu caso podrías preferir agujas metálicas más deslizantes. Agujas de madera de abedul pulido producen un justo medio reteniendo las propiedades como el calor y flexibilidad de la madera. Incluso tienden a tener puntas más puntiagudas que las de bambú que pueden tener las puntas demasiadas redondeadas para garantizar continuidad de movimientos. Por otro lado, otras personas pueden preferir la naturaleza menos deslizante de las agujas de bambú porque permiten un mayor control sobre los puntos particularmente si eres propenso a 'perder los puntos' al final de las vueltas con agujas de metal.

Notas

**Notas**

Hay tejedoras a las que les encanta el deslizamiento y la punta de las agujas de metal y el flujo le da al tejido, además, ese tintineo rítmico y meditativo que no obtienes con las agujas de madera. Algunas personas, por otro lado, encuentren el tintineo molesto. Si te gusta tejer frente a la televisión con tu familia o en la cama por la noche, el tintineo rítmico de las agujas de metal podría no ser tan meditativo y calmante para quienes están a tu alrededor. Por ello, prueba y no descartes las agujas de plástico. Han llegado muy lejos en los últimos años. Normalmente son más ligeras y la variedad de colores puede ser divertida.

En general, cuanto más gastas en unas agujas, mejor calidad tienen. Sé precavido con las agujas de madera muy baratas, pues tienden a ser ásperas y de punta redondeada – la fricción añadida interferirá con el flujo de tus movimientos. Una vez hayas identificado el material de tu elección, comprar un par de agujas de 4mm para empezar es una gran inversión para tu futuro bienestar. Te acompañarán en muchos proyectos y horas de disfrute tejiendo. No olvides que las agujas de madera pueden quebrarse si las pisas o te sientas sobre ellas,  así que ten la costumbre de guardarlas en un lugar seguro cuando no las uses.

*     *     *

Una vez elegido el material de las agujas el siguiente debate es entre clásicas, de cable circular o incluso de cable circular cuadrada. Las agujas de cable circular modernas y de buena calidad son geniales. Vienen con un amplio rango de tallas intercambiables, materiales y colores divertidos. Vale la pena investigar un poco ya que las más caras tienen cables de interconexión altamente flexibles para que no tengas que luchar constantemente con un enredo rígido de plástico e hilo. Podrías considerar comprar un conjunto con varios puntos de intercambio y longitud del cable si decides que las agujas de cable circular son para ti.

En términos terapéuticos, las agujas de cable circular son particularmente buenas si tienes dolor de manos, brazos o cuello pues el peso de la labor reposa directamente en tu regazo y sólo tienes que apretar las agujas cortas, lo que reduce enormemente la tensión. No te preocupes, no tienes que empezar a tejer todo 'en redondo' pues pueden ser utilizadas exactamente como agujas rectas.

**Si tienes dolor de manos, brazos o cuello, te recomiendo agujas de cable circular, además de la almohada de apoyo de la que hablamos en el capítulo anterior.**

También puedes comprar agujas de forma cuadrada, tal como sugiere el nombre, son cuadradas en su sección, al contrario que las que tienen un diámetro circular. En teoría, las agujas de forma cuadrada son más cómodas para agarrar para quienes tienen problemas en las manos, producen un punto más uniforme. A ninguno de mis pacientes les han convencido lo suficiente para invertir en un par, si bien conozco tejedoras que las encuentran de gran ayuda y les encantan. De nuevo se trata de una cuestión

Notas

**Notas**

de gusto personal y sobretodo, de confort. Y sí, también están disponibles como agujas clásicas o de cable circular cuadradas.

**Acertar tu postura y elección de agujas es todo lo que necesitas para lograr tu confort personal y disfrutar al máximo de los beneficios terapéuticos de tejer. Tómate tu tiempo para probar.**

Aquellas personas que tienen dolor en las manos, a menudo caen en la trampa de elegir proyectos con agujas más gruesas, pensando que será más fácil sujetarlas – de hecho ocurre así cuando no tienes labor. Ten en cuenta que serán más pesadas y necesitarán lana más gruesa y al final resultará en un proyecto más pesado. Es también más difícil mantener un flujo regular de movimientos con agujas más grandes – y esto es lo que estamos intentando conseguir. En el caso opuesto, agujas muy finas pueden ser difíciles de agarrar y la sujeción fina puede resultar cansada. 4mm, 4,5mm y 5mm son buenas dimensiones para empezar si eres propenso a tener problemas con las manos.

Si estás estresado verás que tu nivel de estrés a menudo se refleja en tu labor y tus puntos como resultado estarán más apretados. Si estás particularmente estresado y ves que tu tensión en la punta corresponde a tu tensión personal te aconsejo usar agujas de 4-5mm con hilo de doble hebra y concentrarte en trabajos con puntos más sueltos. De hecho, puedes usar la tensión de tus puntos como excelente indicador de tu nivel de estrés actual. Si te encanta tejer calcetines o encaje con hilos finos, dale a tus manos un descanso del agarre fino que necesitan estos proyectos, intercalándolos con otros que usen lanas más gruesas.

$$*\qquad *\qquad *$$

La elección del hilo es importante. En el estudio de Stitchlinks / Universidad de Cardiff[1] las personas que tejen nos comentaron que la textura del hilo era significativamente más importante que el color para influir en su estado de ánimo. El 24% de quienes respondieron consideraban el color como más importante frente a un 49% que dijo que era la textura. El trabajo que realizo con mis pacientes apoya este descubrimiento. Tocar buen material te hace sentir mejor.

**La experiencia táctil se traduce en una respuesta emocional.**

Puede ser que tocar algo suave despierte nuestra memoria profunda de acurrucarnos con nuestras madres cuando éramos bebés. Los niños aprenden a asociar cosas suaves con sentimientos positivos y esa memoria puede ser evocada en la fase adulta.

*"Obtengo gran placer de los colores y el tacto del hilo."*

Un bien conocido experimento, del psicólogo Harry Harlow en los años 50, descubrió que monos bebés separados de sus madres apenas después de nacer elegían aferrarse a un esqueleto de alambre cubierto de suave tejido de rizo

**Notas**

incluso cuando su comida venía de botellas sujetas a madres sustitutas hechas de esqueletos de alambre sin tejido[21].

Muchas historias que recibo hablan sobre el placer que reciben las tejedoras de acariciar hilos bonitos. La cita a continuación me hace siempre sonreír –

> *"Los días que no soy capaz de hacer mucho,*
> *acaricio mis materiales y me hace sentir mejor."*

Mientras acaricias tus materiales, estás planificando, anticipándote y mirando hacia adelante, lo que es un aporte positivo incluso en los días en los que no te encuentres bien. Para tus proyectos de Terapia de Labores, elige hilos suaves que tengan poca flexibilidad pero que no tengan trocitos de otros materiales, particularmente si tienes tendencia a que te duelan las manos. La buena noticia es que ello no significa necesariamente que sea caro. Hay hilos acrílicos perfectamente aceptables que permiten ser prolífico sin tener que romper la hucha. Si puedes acercarte a tu tienda de lanas sería bueno realizar un test de suavidad y flexibilidad antes de comprar. Los hilos sin ninguna flexibilidad pueden ser duros con las manos, dedos y muñecas. Trocitos de otros materiales y pelusas pueden dificultar la punta y añadirán tensión a tus manos lo que afecta al flujo de movimientos.

Ten cuidado con el algodón si tienes problemas con las manos, puede parecer muy suave pero generalmente tiene poca flexibilidad, por lo que podría ser duro para tus manos. Si, como yo, te gusta el algodón suave, será buena idea limitar el tiempo de tejerlo, parando antes de que tus manos empiecen a resentirse.

Por supuesto que el grosor y tipo de hilo que elijas depende de tu patrón, así que cuando planifiques tus proyectos este es un elemento a tener en cuenta. Hilos más gruesos podrían parecer más fáciles de manejar inicialmente, pero debes considerar que requerirán agujas más grandes y pesadas y a medida que aumente la labor, lo hará el peso de tu proyecto. Hilo de doble hebra es un buen punto de partida.

Ello no significa que no tejas nunca con hilos gruesos, finos o peludos. La variedad es buena y servirá para expandir tu creatividad para explorar diferentes proyectos y experiencias táctiles. Simplemente ten cuidado de tomar tu tiempo con estos hilos inusuales e intercalarlos con los proyectos que son más amigables para tus manos y que habilitan un flujo de movimientos más libre. Planifica tus proyectos e intercambiarlos para el máximo beneficio. Hablo más sobre esto en el siguiente capítulo.

A menudo me preguntan si es posible mejorar la experiencia de tejer y sugeriría que esto es cuestión de  preferencia personal. Hay quien considera que escuchar música aumenta un estado meditativo. Otras personas disfrutan tejiendo en jardines y parques - estar en contacto con la naturaleza es beneficioso para la salud, lo que mejorará tu experiencia.

Notas

Notas

**Quizás la abuela estereotípica acertó – añadir el movimiento rítmico de una mecedora podría ser la última mejora hacia la Terapia de Labores.**

Una investigación sobre ventajas de mecerse en una mecedora para la salud enumera beneficios desde la disminución de la ansiedad y dolor hasta la mejora del ánimo, relajación, mejor equilibrio[22] e incluso recuperación y curación post-operatorio más rápida. Combinar el ritmo de mecerse con el ritmo de tejer podría ser una opción ideal.

\*     \*     \*

Planificar y preparar tus proyectos te inspirará y enganchará tu mente en la visualización, imaginación, anticipación y pensamientos progresivos, lo que es beneficioso para tu salud mental y bienestar.

*"Estar inspirado alienta la confianza."*

Tu elección de materiales contribuirá de manera significativa a tu experiencia al tejer.

Una vez has elegido el hilo y las agujas para maximizar los beneficios, es el momento de considerar una variedad de proyectos.

Una solución simple pero poderosa

# Mis tipos de hilo favoritos y colores

Preparando para el próximo capítulo, que trata sobre distintos proyectos y sus objetivos, tómate un momento para pensar en tus hilos y colores preferidos y haz una lista a continuación.

# PUNTOS PARA REPASAR

1. Practica llevando tu mente hacia el flujo de movimientos. Haz que tu mente y manos fluyan en armonía. La elección de materiales afectará el flujo de movimientos.

2. Comienza por un proyecto que requiera hilo de doble hebra y agujas de 4mm. Es la mejor opción para meterte en el flujo.

3. Prueba agujas de diferentes estilos y materiales, y ten cuidado con las agujas baratas de madera. Generalmente las agujas más caras son más suaves y proporcionan un tacto más agradable.

4. Dale una oportunidad a las agujas de cable circular si tienes dolores en las manos, brazos o cuello. Con ellas el peso de la labor descansa en tu regazo o un cojín. Las agujas cuadradas también merece la pena probarlas.

Notas

Una solución simple pero poderosa

5. Elige la textura de tu hilo cuidadosamente, haz una prueba de suavidad antes de comprar. Recuerda, la experiencia táctil te proporcionará un sentimiento emocional.

6. Ten cuidado con el hilo de algodón con trocitos de otros materiales. Puede dañar tus manos. Si te encanta tejer con él, intercala estos proyectos con otros que sean más cuidadosos con tus manos.

7. Asegura intercambiar tus labores y realiza estiramientos ligeros en las manos de manera regular si te gusta tejer calcetines o encaje. Haz que tus manos descansen en periodos regulares de tiempo.

8. Acaricia tus materiales, planifica y prepara tus proyectos para estimular tu mente a mirar hacia adelante, anticiparse y elevar tu estado de ánimo en los días que tú no puedes, por la razón que sea, tejer.

Notas

# Mis Notas

Una solución simple pero poderosa

# -8-
# PLANIFICA TUS PROYECTOS

## Disfruta los proyectos con objetivos específicos en mente

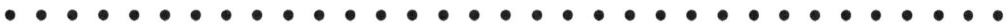

. . . . . . . . . . . . . . . . . . . . . . . . . . . . .

Algo maravilloso acerca de tejer es...
que hay muchos proyectos donde
elegir y siempre algo que aprender
cualquiera que sea tu nivel...

**Notas**

Elegir varios proyectos puede maximizar los beneficios y ayudarte a abordar aspectos específicos.

Si usas el tejer de manera terapéutica es buena idea tener en marcha diferentes proyectos e intercambiarlos según cómo te sientes en cada momento. Es una elección personal decidir qué tipo de proyecto incluir en tu kit de herramientas de Terapia de Labores, así un buen punto para empezar es hacer una lista de lo que te gustaría conseguir tejiendo.

Algunos objetivos comunes son facilitar la relajación, sentir la  calma, mejorar patrones de descanso, gestionar el estrés, servir de distracción, disfrutar del contacto social, hacer más amigable el uso del transporte público y servir para hacer regalos a los amigos, la familia y caridad.

Yo he encontrado útil elegir proyectos de las siguientes ideas – un proyecto 'reto', un proyecto 'innovador', un proyecto 'automático', un proyecto 'en grupo', un 'gran' proyecto, un proyecto de 'apaño rápido,' un proyecto de 'bolsillo' y un proyecto de 'estilo libre'. Cada uno puede cumplir un propósito específico y tu elección variará de acuerdo a tu nivel y lo que quieras alcanzar.

*       *       *

Un proyecto 'reto', o que requiere tu plena atención, puede ayudar a distraer tu mente de cualquier problema o dolor que tengas. El nivel dependerá mucho de tus habilidades. Cuando yo estaba aprendiendo los puntos básicos de tejer

Una solución simple pero poderosa

ganchillo, tenía en marcha un chal de ganchillo fácil de tejer que era suficientemente complejo para mí en ese momento. Puede que quieras combinar un proyecto 'reto' con un proyecto 'innovador', uno que te permita aprender nuevas habilidades. Siempre hay nuevas técnicas para aprender y habilidades para dominar, así que es importante seguir retándote a hacer algo diferente.

Estudios sobre el cerebro han demostrado que introducir nuevas habilidades o enfoques es importante para la salud mental[23]. Novedades regulares, buena dieta y ejercicio cardiovascular son las piedras angulares de la plasticidad neuronal – la habilidad de tu sistema nervioso (incluyendo tu cerebro) para cambiar con experiencia[24]. Cuanto más hagas para facilitar este proceso de plasticidad de una manera positiva, mejores son tus oportunidades para maximizar tu bienestar. Introducir nuevas técnicas y una innovación regular es un proceso evolutivo en tu vida que la mejorará en muchas maneras.

*"La complejidad del proyecto depende de tu estado de ánimo. Estar de buen humor no requiere mucho más que tejer con punto liso, mientras que estar triste o enfadado podrá requerir un patrón más complicado para hacerme olvidar de mis preocupaciones."*

**Usa un proyecto 'reto' para distraer tu mente de los problemas y un proyecto 'innovador' para estimular el aprendizaje y el crecimiento de nuevas conexiones cerebrales.**

Notas

**Notas**

A diferencia de un proyecto 'reto', trabaja en un proyecto 'automático' al mismo tiempo. Este te permite tejer sin concentrarte en el proceso o el patrón. Permite a tu mente vagar sin límites, donde tu mente no conoce fronteras. Un estado donde puede soñar, planificar, disfrutar de ser poco realista o simplemente 'estar' en un espacio que se extiende hacia el infinito. Es un lugar maravilloso para visitar y que de un respiro a tu mente del trajín de cada día. Una tejedora describió este estado de la mente como

*"Tener el poder de dar a tu mente un mini-descanso siempre que lo necesites."*

Un proyecto 'automático' es genial para cuando estás en compañía de otras personas porque tus manos pueden moverse automáticamente mientras mantienes una conversación. Muchas tejedoras tienen un proyecto de grupo específico con este propósito – que les permite tejer, charlar, hacer contacto visual... o no, y disfrutar y reír con otras al mismo tiempo. Llevar un proyecto 'reto' a un grupo inevitablemente conlleva errores, así que planifica antes. Si bien es cierto que aquello que es complicado para alguien puede ser fácil para otra persona, así que toma un momento para pensar tus requerimientos.

**Usa un proyecto 'automático' para dar a tu mente un mini-descanso de los problemas de la vida. Un proyecto en grupo te permitirá disfrutar de las risas y compañía de tus amigas tejedoras.**

Una solución simple pero poderosa

Un 'gran' proyecto es el siguiente en mi lista. He tejido una gran variedad de mantas coloridas y agradables al tacto y me encanta tener uno en marcha siempre, es como un amigo de confianza, siempre allí para reconfortarme. Incluso me abriga mientras estoy tejiendo. Y, por supuesto, cuando se trata de mantas decides tú cuando eliges cerrar los puntos y pasar a algo nuevo. Un 'gran' proyecto te permitirá disfrutar del proceso además de darte un gran sentido de satisfacción cuando decides que el proceso debería acabar. No pongas un plazo para completarlo para evitar una presión innecesaria.

Como contraste, es buena idea tener un proyecto 'de apaño rápido' a mano, uno que te dé resultados rápidos para aquellos días en que necesitas animarte. Unos mitones sin dedos, gorros, calcetines o ropa para bebés prematuros son buenos ejemplos de proyectos 'de apaño rápido'. Elige un nivel de complejidad que requiera poco esfuerzo pero que te asegure el éxito. Mejorarás tu estado de ánimo incluso más tejiendo un proyecto 'de apaño rápido' si eliges un hilo que sea muy agradable al tacto en tu color favorito. Puedes mejorar más todavía el efecto de sentirte bien si la prenda que tejes la regalas a un amigo o la donas a un proyecto solidario. Mientras tejes piensa en qué bien te sientes cuando das a los demás.

**Si te sientes triste un proyecto 'de apaño rápido' en un color vibrante y una textura suave es el camino a tomar.**

Tener un producto final resulta en sentimientos muy agradables de éxito, lo que dará una sensación súbita

Notas

**Notas**

de felicidad. Este gran sentimiento de logro puede ser motivador. Si tu autoestima o estado de ánimo es bajo, una prenda terminada te permitirá contribuir haciendo un regalo o donándolo para un proyecto solidario – esto te permite alcanzar una sensación de bienestar de diferentes maneras. Volviendo a lo que dije en el Capítulo 3, una investigación ha demostrado que donar a proyectos solidarios estimula la producción química de buenos sentimientos en tu cerebro[12], así si te sientes triste, tejer para donarlo te ayudará al tiempo que ayudas a alguien más también. Se trata de una situación en la que todos ganan.

*"Hacer prendas, bolsos y chales que la gente pueda llevar me da un enorme aumento a mi autoestima."*

Si tienes tendencia a sufrir ansiedad, pánico, espasmos de dolor o baja confianza social cuando sales fuera, te podría ayudar tener un proyecto de 'bolsillo' que esté siempre en tu bolso. El ritmo de los movimientos te resultará relajante y familiar y la distracción ayudará tu cerebro a alejar el foco de atención de las sensaciones de pánico. Te ayudará a sentir en control y esto puede cambiar significativamente tu perspectiva y darte fuerzas para salir. Hablo más sobre este tema en el Capítulo 10.

*"Tejer es algo que puedo hacer en cualquier lugar con muy pocas herramientas. Tomo mi labor en el tren y en otras situaciones en las que soy más propenso a sentir ansiedad."*

Notas

Los proyectos de 'bolsillo' también pueden ser usados para manejar el estrés o evitar el aburrimiento de camino al trabajo, mientras esperas citas del médico o durante viajes muy largos. Son buenos incluso para cuidadores. El escritor Merlin Mann describe tejer como una buena actividad intercalada – que te permite ocupar tiempos de otra manera improductivos. Puedes hacer o dejar de hacerlo en cualquier momento.

*"Tejer cumple con los tres criterios de una buena actividad intercalada – es portátil, puede ser realizada entre distracciones, e incluso unos pocos segundos dedicado a ello contribuyen al resultado final."*
Merlin Mann.

**Usa un proyecto 'de apaño rápido' para recompensas instantáneas y un pequeño proyecto de "bolsillo" para manejar cuando salgas la ansiedad, el pánico, el estrés o el aburrimiento.**

Un proyecto de 'estilo libre' es aquel donde te pones a tejer sin patrón donde tu mente creativa quiera llevarte. 'Estilo libre' es genial porque te anima a experimentar con diferentes patrones de puntos, o simplemente jugar y divertirte con los hilos estimulando tu creatividad.

**Si eres una persona perfeccionista o necesitas ayuda para despertar tu propia creatividad te recomiendo probar un proyecto de 'estilo libre'. Ignora cualquier error y disfrútalo simplemente por el placer del proceso y la diversión de experimentar.**

**Notas**

Las personas a las que enseño a tejer a menudo comienzan su experiencia creando cuadrados de diferentes tallas y texturas. Cuadrados y rectángulos son estructuras simples que suponen un potencial para convertirse en algo útil. Son también una manera de aprender nuevas combinaciones de puntos – una funda de un cojín o una manta creada de cuadrados de diferentes combinaciones, hilos, colores y texturas es una manera fácil de adquirir un producto final alcanzable para todos. Sin embargo, con esta estructura fácil, la persona tejedora puede experimentar combinaciones creativas más complejas de patrones de punto, si así lo desea.

Un proyecto de 'cuadrados' puede ser un proyecto en equipo – los miembros del grupo pueden tejer cuadrados que pueden ser unidos juntos en un esfuerzo de equipo. Los miembros del equipo pueden ayudar a nuevas tejedoras a tejer sus cuadrados juntos y con ello ayudar a crear confianza y crear lazos de amistad como individuos que se ayudan los unos a los otros.

Un ejemplo maravilloso fue cuando *I Knit*[13] y la campaña de Apoyo al Agua 'Teje un río' invitaban a tejedoras de todo el mundo a tejer cuadrados de 15x15cm azules. Se recibieron donaciones de cerca de 100.000 cuadrados procedentes de todo el planeta. Cuando se juntaron todos, el 'río' de cuadrados azules medía aproximadamente 2.000 pies (610 metros) y fue llevado por 200 tejedoras atravesando Londres por *Downing Street* como una petición tejida para llamar la atención sobre la pobreza del agua. Por supuesto que tu trabajo en equipo no tiene que tener tal escala, las mantas de cuadrados pueden ser tejidas para una residencia de ancianos o un centro de acogida para animales.

Cuadrados individuales más grandes tejidos de algodón suave pueden ser usados como trapos de cocina o toallas para la cara. Trapos de cocina tejidos son muy populares en Estados Unidos. Al principio no lo entendía, pero cuando tejí mi primera toalla para la cara, amarillo brillante con diseño de corazón en un maravilloso algodón, me enganché. Hacen maravillosos tejidos suaves y añaden colores e individualidad a tu casa. Hacen incluso paños para limpiar ventanas y cristales, así que ahora los tengo por toda la casa. Son geniales como proyectos portátiles de 'grupo' o 'apaño rápido'. Sin embargo, como dije anteriormente, si tienes tendencia a tener dolor en las manos, elige hilo de algodón con cuidado y limita el tiempo que dedicas a tejerlo en cada sesión.

**Proyectos 'cuadrados' pueden ser tan fáciles o complejos como tú desees y son una gran manera de desarrollar la creatividad de tu mente.**

Otros proyectos que podrías considerar son proyectos en equipo y proyectos solidarios. Te pueden motivar a estar involucrado en proyectos benéficos o quizás deseas aprender nuevas habilidades tales como tejer encaje con amigos. Las actividades en equipo pueden tener lugar vía encuentros cara a cara o vía internet donde puedes compartir imágenes e ideas con tejedoras de todo el mundo. Se pueden formar

**Notas**

comunidades a nivel local y global.

Los colores y la textura pueden mejorar tu experiencia tejiendo, así que aprovéchate de ello, sobre todo si te sientes bajo de ánimo. He advertido que las personas que sufren de bajo ánimo o depresión suelen usar colores tenues como negros, beige o grises. Animo a quien sufre depresión a elegir colores vibrantes e hilos suaves.

En contraste, personas que tienen tendencia a ser un poco maniáticas parecen preferir colores vivos y casi neón. Así que aconsejaría reducir los tonos del color si este es el caso.

De manera ocasional, las personas que sufren fibromialgia y esclerosis múltiple son incapaces de tolerar tocar colores brillantes, si bien he descubierto que se les puede introducir de manera gradual, por ejemplo usando colores más oscuros combinados con manchitas de tonos más brillantes al comenzar.

**Tejer es una actividad que mucha gente considera que PUEDE hacer incluso cuando se sienten incapaces de hacer cualquier otra cosa. El beneficio de obtener éxito de algo es muy poderoso.**

Muchas tejedoras se esfuerzan por completar un proyecto antes de permitirse comenzar otro. La mayoría lo hacen para evitar acumular un montón de provisiones y proyectos

Una solución simple pero poderosa

inacabados. Mientras que yo no recomiendo seguir gastando en materiales para un gran número de proyectos al mismo tiempo, mi experiencia es que, para maximizar el beneficio, es provechoso planear un rango de proyectos dirigidos a necesidades y estados de ánimo específicos.

Alterna entre estos proyectos como veas apropiado y no pongas fechas límite, sobre todo si son muy restrictivas ya que incrementarán tu nivel de estrés.

**Aprovecha de la movilidad de tejer para planificar una serie de proyectos que puedas usar en diferentes situaciones.**

*"A menudo tengo mi labor conmigo, algo pequeño*
*para trabajar mientras espero en las colas*
*o para hacer en mi descanso de la comida."*

Con las ventajas de producción y tinte comercial, hilos de texturas suaves y colores bonitos no tienen que ser caros, así que compara precios. Dicho esto, no hay duda que un poquito de lujo nos hace sentir mejor. Hay pocas cosas mejores que tejer con tejidos exquisitos en fabulosos colores y texturas, usando bonitas agujas que sienten bien en tus manos.

**El tacto y la vista son poderosas sensaciones, así que aprovéchate de ellas para mejorar tu experiencia tejiendo. Deléitate de bonitos colores y cómo tus manos sienten los hilos.**

Notas

**Notas**

Si no tienes mucho dinero hay algunas marcas de acrílicos en el mercado, incluyendo hilos para un patrón determinado, pero mejor aún, la próxima vez que te pregunten qué quieres por tu cumpleaños o Navidad ¿por qué no pides lana 100% o agujas de lujo?

Hay muchos proyectos para elegir y siempre algo para aprender cualquiera que sea tu nivel.

Cuando planifiques tus proyectos, considera su naturaleza y los materiales que necesitarás.

Planifícalos con objetivos específicos en mente e ir cambiando entre ellos según tu estado de ánimo de cada momento.

Una solución simple pero poderosa

# Mis Notas

# PUNTOS PARA REPASAR

1. Tómate tu tiempo para planificar una serie de proyectos para maximizar los beneficios y abordar asuntos específicos. Cambia entre ellos de acuerdo con tu estado de ánimo y lo que te gustaría conseguir.

2. Usa un proyecto 'reto' para distraer tu mente de los problemas cotidianos o síntomas de enfermedad tales como el dolor. Te servirá para tomar el control.

3. Aprende nuevas habilidades de manera regular, así ten siempre un proyecto 'innovador' en marcha. Esto es bueno para tu salud mental. Toma tu tiempo para aprender y recordar que es cuestión del ritmo del proceso.

4. Permite a tu mente deambular sin límite con un proyecto 'automático' y fácil. Ello servirá para dar un respiro a tu mente de los problemas de la vida diaria.

Notas

Una solución simple pero poderosa

5. Disfruta del proceso asociado a un 'gran' proyecto a largo plazo. Ello te dará un gran sentido de alcance. No te pongas un plazo para completarlo, ponte con él cuando te apetezca.

6. Sube tu ánimo con un proyecto de 'apaño rápido' de textura suave y tu color favorito.

7. Mantén un proyecto de 'bolsillo' a mano para tejer cuando estés fuera, en emergencias, en viajes largos o de camino al trabajo.

8. Explora tu creatividad  con un proyecto 'libre' sin patrón. Ello te permitirá nutrir e incrementar tu creatividad y te ayudará a olvidar los errores. Ve con el flujo y tómate tu tiempo para explorar.

Notas

# Mis Notas

Una solución simple pero poderosa

# -9-
# ACTUAR

## Úsalo,
## no lo pierdas

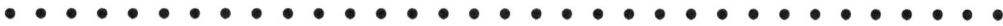

· · · · · · · · · · · · · · · · · · · · · · · · · · · · · · · · · · · ·

Algo maravilloso acerca de tejer es...
que te permite pasar a la acción en
cualquier momento, en cualquier lugar...

**Notas**

Leer este libro es tu primer paso en el camino hacia tu bienestar, pero comprometerte en el 'hacer' es lo que marca la diferencia, te permitirá tener éxito y seguir motivado.

Es más probable que tengas éxito si te involucras en el proceso. Estar activamente involucrado en vez de ser un receptor pasivo, conlleva mucha más oportunidad de éxito.

Todo éxito necesita acción y perseverancia, y ahora viene la parte más importante... hacerlo.

**En Terapia de Labores el enfoque principal de tejer cambiade ser el producto final hacia el mismo proceso – aprendiendo a introducir tu mente en el flujo del movimiento.**

No tengas prisa para producir un producto final. Dale tiempo y permite que el ritmo del proceso tome el control.

Centrándote en el proceso más que en el producto final no elimina el propósito. Tener un propósito para tejer es importante pero no necesariamente tiene que ser un producto con final definido. Para algunas personas, el propósito podría ser alcanzar un estado de tranquilidad o una mejor manera de conciliar el sueño y esto pueda llegar a ser más importante que las prendas tejidas. De nuevo, encontrarás que esto cambia de acuerdo con tu estado de ánimo en cada momento.

Una solución simple pero poderosa

Habrá ocasiones que sólo querrás tejer por el proceso, en otras tú querrás ver la prenda final, dependerá de cómo te sientas en ese momento.

Los datos de Stitchlinks / Estudio de la Universidad de Cardiff[1] sugieren que las personas tejedoras veteranas ya podrían estar centrándose más en el proceso que en la prenda final. El 67% de aquellos que respondieron clasificaron la importancia del proceso de 8-10 en una escala de 0-10 donde 0 era 'nada' y 10 era 'mucho'.

> *"Tejer es relajante, te ayuda con la concentración y calma. Los beneficios son como los de la meditación o rezar."*

Si tienes baja autoestima o no te has encontrado bien durante algún tiempo, podrías sentirte un poco cerrado y temeroso de intentar nuevas cosas. Podrías sentir como tu propia creatividad se apaga. Tejer te permite sentirte seguro con la estructura de lo que estés tejiendo, pero al mismo tiempo no te pone ninguna restricción en aquello que potencialmente puedes crear. Da pasos pequeños, y mientras mejore tu confianza, incrementa esos pasos. De esta manera podrás aprender de manera gradual a simplemente disfrutar de intentar hasta el punto que seas feliz experimentando. Ponte con ello y los beneficios llegarán.

Cometer errores, y aprender de ello es una parte importante del proceso de aprendizaje. En el estudio de Stitchinks /

**Notas**

Notas

Universidad de Cardiff[1], las personas tejedoras nos dijeron que tejer les había enseñado que está bien cometer errores, los errores no son catastróficos. Aprendieron que se pueden deshacer y puedes alcanzar tu meta final a pesar de algunos tropiezos durante el camino. A menudo el final tiene más valor debido a las lecciones aprendidas. Las tejedoras te dirán que aprenden más sobre la estructura de tejer a través de los errores que han cometido. Volviendo al punto tratado en el Capítulo 4, podría ser beneficioso para tu bienestar aprender a dejar atrás los 'errores' y verlos como una manera de introducir tu carácter y singularidad en tu trabajo.

\*     \*     \*

Como comenzarás dependerá en si eres una nueva persona tejedora o estás experimentado y te apetece usar tu labor como herramienta terapéutica para mejorar tu bienestar.

De cualquier manera puedes hacerlo incluso sin patrón. De hecho cuando introduzco nuevas tejedoras en la Terapia de Labores, puede pasar un tiempo antes de que progresen en el seguimiento de un patrón, y algunas personas nunca los quieren.

**La meta inicial importante es mantener tu mente en el flujo de movimientos y tus manos trabajando en armonía con tu mente.**

Para nuevas tejedoras, les monto 25-30 puntos y les enseño el punto del derecho usando las palabras 'poner', 'alrededor', 'a través' y 'quitar' acompañadas de los movimientos apropiados. Tranquilamente repitiendo estas palabras no solo ayuda a recordar los movimientos sino que animar a tu mente a entrar en un estado meditativo – hacia el flujo de movimientos. Comenzando de esta manera, los principiantes pueden experimentar los beneficios calmantes y meditativos rápidamente sin sentirse frustrados o liarse al aprender a montar los puntos o leer un patrón. Puedes comenzar a hacer punto del revés cuando tengas dominado el punto del derecho y los movimientos fluyan.

Trabajar sin patrón te permite aprender nuevas habilidades y desarrolla talentos creativos con una estructura segura - un cuadrado o un triángulo por ejemplo. No tener un patrón que seguir significa que puedes experimentar diferentes combinaciones de puntos cuando quieras hacerlo. Incluso si eres una tejedora experimentada es buena idea tener un proyecto de tejer 'libre' en marcha para animarte y habilitarte tejer con tu mente creativa – con libertad.

*"Tejer abre una puerta secreta y permite que todas las cosas fluyan libremente. Pensamientos, emociones, todo."*

Si normalmente tejes muy deprisa, intenta probar a ralentizar tus movimientos. Ello te permitirá estar más consciente del ritmo del proceso, de cómo las agujas se sienten en tus manos y como la textura y color del hilo te impacta – ello incrementará tu percatación de la información entrando a tu cerebro desde tus manos.

**Notas**

Puedes ver el proceso de tejer en acción en YouTube donde hay numerosos videos disponibles sobre todos los aspectos de tejer.

\* \* \*

Si eres una persona con tendencia al dolor de manos y muñecas, puede ser necesario moderar el ritmo a que el tejes. Incluso si estás en forma y sano, limitar el tiempo de tejer en una sesión puede ayudar a prevenir problemas más adelante. Quienes tienen dolor de mano, brazo o cuello deberían prestar atención a moderar el ritmo ya que ello te permitirá continuar con la labor que amas. Reiterando lo que se comenta en el Capítulo 6, estar sentado durante largos periodos de tiempo es dañino para tu salud, así que intercala tu momento de tejer durante el curso del día mejor que hacerlo todo de una vez. Esta estrategia también significa que los beneficios, tales como los sentimientos de calma y felicidad, se consiguen durante todo el día también.

Si ya sufres dolor en las manos y eres tejedora principiante, sería prudente comenzar tejiendo despacio y ve aumentando de manera gradual. Comienza con 25-30 puntos en tus agujas. Si es posible, pide a otra persona montar los puntos ya que de esta manera puedes concentrarte en aprender el punto de derecho y enfocar en el flujo de los movimientos. En este momento, es importante darte cuenta de que esto no significa que tengas que tejer los 30 puntos de una vez – lo bonito de tejer es que puedes empezar y parar de hacerlo en cualquier momento.

Una solución simple pero poderosa

Te recomiendo que tejas tantos puntos como seas capaz hasta que tus manos comiencen a doler. Toma nota de los puntos y la próxima vez teje hasta llegar a cubrir dos puntos menos que la anterior vez – en esta fase el objetivo es parar justo antes de que sientas dolor o que desencadene el incremento de dolor que normalmente se presenta.

**Otra cosa maravillosa de tejer es que te da una retroalimentación visual maravillosa – cada punto que hagas es un paso menos para finalizar la fila o el proyecto.**

**Por ahora, tu objetivo debería ser mantener la mente en el flujo de movimientos.**

Una vez has establecido tu línea de base del número de puntos y tus manos se sienten cómodas con este nivel de actividad, podrás comenzar a aumentar gradualmente el número de puntos que tejes de una vez. Este método mejorará la fuerza y aguante de tus músculos y la movilidad de las articulaciones sin causar incomodidad.

No te preocupes si no eres capaz de tejer muchos puntos al principio. Es muy común para pacientes que veo solo ser capaces de tejer entre cinco y diez puntos antes de necesitar un descanso y para estirar las manos. En este caso recomendaría que tejas poco y a menudo – dependiendo de cuánto ejercicio pueden tolerar tus manos a lo largo del día. A algunos de mis pacientes les gusta tejer durante cinco y diez minutos cada hora o unas cuantas veces al día

**Notas**

dependiendo de sus circunstancias y necesidades individuales. Necesitarás encontrar tu propia línea de base.

\*　　\*　　\*

El principio de moderar el ritmo es usado de manera generalizada en programas de gestión del dolor, pero es una técnica útil incluso si estás en forma y saludable. Se trata de no hacer sobreesfuerzo en las actividades hasta llegar a un punto que te deja incapaz de funcionar en los siguientes días. Incluso las personas más en forma han hecho esto en algún momento. Se trata de planificar y mantener tus actividades a un nivel que te permita tener éxito cada día, manteniendo las cosas equilibradas mejor que seguir un camino con muchos altibajos.

Aquellos quienes actualmente no se encuentran bien podrían descubrir que realizando demasiado una actividad demasiado deprisa pueden terminar exhaustos y potencialmente doloridos. En términos de gestión de dolor se denominan ciclos de superactividad o infraactividad y es fácil caer en ellos incluso si te encuentres bien porque todos tenemos buenos y malos días.

Este ciclo describe a la persona que intenta adaptarse tanto como sea posible en los 'buenos' días, y 'pagando las consecuencias' en los siguientes. La vida se convierte en una sucesión de días de hacer muchas cosas seguidas de días de no hacer nada. Si reconoces este patrón, pues moderar tu ritmo es buena idea. Incluso si no tienes este problema ser

Una solución simple pero poderosa

prudente con la cantidad de tiempo que tejes sin pausa puede prevenir lesiónes por distensión recurrente en el futuro.

Un buen régimen de intercalar te posibilita a 'hacer' todos los días – ello te permitirá equilibrar los niveles de actividad dividiendo los proyectos en trozos manejables. Así, tu tejes un poquito, parando justo **ANTES** de sentir dolor (con un poco de prueba y error aprenderás dónde está este nivel) y después descansando o realizando otra actividad que suponga un movimiento de manos completamente diferente. Quizás puedas volver más tarde a la labor o hacer un poquito cada hora, dependiendo de cómo se sienten tus manos.

Moderar el ritmo no significa permanecer en el mismo nivel o no hacer progresos. Todo lo contrario, te permite ir más allá de manera controlada. Deberías seguir esforzandote para mejorar y aprender nuevas habilidades. Moderar el ritmo se trata de no pasarse sino esmerarse hasta un límite confortable en cualquier actividad que hagas en tu vida. Cuando sientes que es el momento adecuado de seguir y hacer más, entonces es importante seguir mejorando.

El truco está en encontrar el nivel en el que eres capaz de llevar a cabo la tarea sin aumentar los síntomas y entonces gradualmente ir más allá de tus límites para animar la progresión y mejora. Puede parecer un poco frustrante al principio, particularmente cuando estás absorto en tu proyecto, pero te debería permitir tejer de manera regular

**Notas**

y alcanzar tu meta en un periodo similar de tiempo sin incrementar el incomodidad si eres propenso a tener dolores en las manos. Sería más frustrante estar forzado a parar durante unos días debido a un sobreesfuerzo.

Una vez has dominado el punto del derecho y estas en el flujo, tómate algún tiempo para reflejar la sensación. Podrías haber olvidado qué se siente al estar completamente relajado. Disfruta la sensación y aprende qué se siente y luego practica a evocar a este sentimiento cuando no tienes la labor en tus manos. Te ayudará a hacer de la relajación regular un hábito en tu vida.

*"No fue hasta que comencé a tejer cada día,*
*que realmente me sentí en paz."*

Puedes realizar este proceso de recuerdo visualizando el proceso de tejer. La técnica requiere visualizarte a ti mismo haciendo de verdad el movimiento para ser efectivo. Así tú 'sientes' tus manos moviéndose de la misma manera (aunque se queden quietas), mientras imaginas las agujas y la textura de la lana moviéndose por tus dedos – no es simplemente un cuestión de verte a ti mismo tejiendo en tu imaginación, hay una sutil diferencia. Lleva un poco de práctica pero verás los frutos cuando lo domines y hablo más sobre ello en el Capítulo 10.

Visualizar o imaginar los movimientos activa las mismas vías nerviosas que hacer de verdad los movimientos, simplemente no llega al punto de activar los músculos necesarios. La visualización es una habilidad usada por los atletas para permitirles mejorar su rendimiento y perfeccionar su técnica incluso cuando están lesionados.

✳    ✳    ✳

Como con todo en la vida, es importante hacer progresos y seguir adelante porque de otra manera la vida puede sentir un poco estancada y aburrida. Todos nosotros necesitamos seguir aprendiendo y explorando nuevas maneras de mantener el interés, bienestar y salud mental. La ciencia nos muestra la importancia de seguir aprendiendo a lo largo de la vida - ello favorece que se formen nuevas neuronas y que se abren nuevas vías nerviosas incluso en edad avanzada. La novedad es buena para tí. Afortunadamente sabemos que no hacer nada hace que se mueran las neuronas. Como los músculos, es cuestión de usarlos o perderlos. Así, haz el propósito de no estancarte en una rutina con tu estilo de tejer o estilo de vida en general.

**Haz algo diferente o aprende cosas nuevas de manera habitual, no esperes hasta las cosas empiezan a sentir estancadas.**

Comienza a 'hacerlo' hoy, sin importar como sea de pequeño el paso y cíñete a ello.

Aprende a que tu mente alcance el flujo de movimientos. Sigue con ello y los beneficios también fluirán.

**Notas**

Comenzando a pasarte a la acción, realmente ya has empezado el proceso que te cambiará la vida y que te permitirá tomar el control y seguir adelante.

Úsalo, no lo pierdas hoy.

# Mis Notas

# PUNTOS PARA REPASAR

1. Céntrate en el sentimiento de profunda relajación y aprende qué se siente. Práctica volviendo a estos sentimientos en momentos en los que no tienes la labor en tus manos.

2. Pregunta a otra persona que te monte 25-30 puntos si eres principiante en el labor de tejer. Comienza concentrándote en aprender el punto de derecho.

3. Tranquilamente repite las palabras 'poner', 'alrededor', 'a través' y 'quitar' mientras aprendes el punto de derecho. Ello te ayudará a mantener tu mente en el flujo de movimientos.

4. Teje con un propósito. Esto no significa tener que hacer una prenda final. Puede ser para relajarte, experimentar la calma, gestionar el estrés o mejorar los hábitos del sueño, por ejemplo.


Notas

5. Disfruta la seguridad de tejer si tu autoestima es baja. Sin embargo, aprende a ir más allá de tus límites para desarrollar y explorar tu creatividad desde la seguridad.

6. Inténtalo. Mira los errores como una forma de introducir personalidad y singularidad en tu trabajo. Disfruta siendo feliz para experimentar.

7. Modera el ritmo al tejer para prevenir problemas en las manos. Ello te permitirá continuar disfrutando de tu labor durante largos periodos. Encuentra la línea de base de la actividad y construye tu fortaleza y aguante desde allí.

8. Reparte la actividad de tejer a lo largo del día. Si trabajas puedes tejer un poco en tu descanso de la comida y durante la ida y vuelta al trabajo. Te permitirá ver los frutos a lo largo del día.

## Notas

# Mis Notas

Una solución simple pero poderosa

# -10-
# CUIDADO DE LA SALUD INTEGRAL

## Toma las riendas de tu salud y bienestar

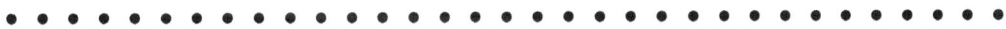

. . . . . . . . . . . . . . . . . . . . . . . . . . . . . . .

Algo maravilloso acerca de tejer es...

que ofrece un medio accesible de vivir

bien a pesar de los problemas de salud...

**Notas**

Este libro trata sobre usar el tejer para mejorar tu bienestar tanto si gozas de buena salud como si sufres de alguna dolencia crónica. Este capítulo se centra en llevar la Terapia de Labores un paso más allá observando cómo puedes usar el tejer como un tratamiento médico complementario que permita una estrategia integral en el cuidado de la salud.

Las personas que tejen ya usan su labor para lidiar con diversas condiciones médicas. Hasta la fecha, se han mencionado hasta 60 condiciones diferentes en las historias recibidas. La mayoría de ellas tenían depresión, estrés, dolor persistente, interrupción del sueño y aislamiento social como causa principal – aspectos que afectan a millones de personas en todo el planeta.

La vida es una mezcla de buenas y malas experiencias. Cuando sufres alguna enfermedad, tiendes a tener menos experiencias positivas. Así que es beneficioso activamente centrarse en incrementar estas experiencias positivas. Este libro fue escrito para permitirte hacer exactamente eso.

*"Tejer me relaja cuando estoy estresado, me emociona cuando parece que no hay propósito en vivir, me da algo en que pensar que es ajeno a mí, una razón para levantarme por las mañanas."*

Cuando vives con una enfermedad crónica, esto puede ser agobiante. Tu 'yo creativo' puede haber apagado mientras luchas para sobrevivir el estrés de la vida, mal humor o dolor. Sobrevivir las demandas y complicaciones de vivir con una

Una solución simple pero poderosa

Notas

enfermedad puede llevarse toda la energía disponible, así como sugiere Maslow, queda poco tiempo para lidiar con las necesidades funcionales que te permiten alcanzar todo tu potencial. Si sientes de esta manera, será útil priorizar una sesión de tejer diaria para intencionadamente alimentar tu pasión creativa.

Si llevas varios años viviendo con alguna condición médica prolongada, o si las vicisitudes de la vida han disminuido tu autoestima y confianza, es entendible que te podrías encontrar precavido de intentar algo nuevo. Ello podría hacer el desarrollo de la creatividad y aprendizaje de nuevas habilidades más difícil. Tejer, sin embargo, te permitirá desarrollar un pensamiento creativo en un ambiente seguro. Te ayudará a sentirte seguro mientras exploras y experimentas.

Creatividad y estructura podrían parecer aliadas improbables pero la estructura es necesaria para alimentar un pensamiento y capacidad creativa desde un punto donde podría haber apagado completamente o parecer inaccesible debido a los sucesos de la vida. Tejer te permitirá moverte desde un punto donde hay seguridad en la estructura hasta un punto donde disfrutarás de experimentar con un amplio rango de opciones abiertas.

> *"A través de encauzar tu propia creatividad*
> *puedes reconectar no sólo contigo mismo sino*
> *con otras personas, fortaleciendo así*
> *la comunidad vía conversación."*

**Notas**

Cuando las personas que tejen encuentran un problema con su labor, son capaces de encontrar una solución. Ello a menudo supone prueba y error o preguntar a otras tejedoras vía grupos cara a cara o en internet, correo electrónico o YouTube. Pensando de manera creativa para desarrollar una actitud de buscar para resolver problemas y aprender que los problemas son superables te ayudará a manejar los retos de la vida de nuevas maneras.

**El proceso creativo te permitirá evadirte tus problemas personales, permitiéndote ver los problemas con una nueva perspectiva.**

Investigadores y exploradores consideran no alcanzar los resultados esperados como medio de aprendizaje sobre lo que funciona y lo que no, por ello ten al menos un proyecto en marca que te permite llegar a ser una tejedora exploradora. Te ayudará en el camino para llegar a ser un explorador de la vida. Ser explorador de la vida es divertido.

\*  \*  \*

Mientras todos tenemos el ánimo bajo de vez en cuando, al menos una de cada tres personas sufrirá depresión clínica en alguna etapa de su vida.

**En nuestro estudio Stitchlinks / Universidad de Cardiff[1] el 81% de personas con depresión clínica que respondieron dijo que normalmente o definitivamente se sentían más felices después de tejer.**

**El 54% de esas personas con depresión comentaron que se sentían felices o muy felices después de tejer. Menos del 1% siguió triste.**

*"Los antidepresivos nublan todos mis sentidos.
Tejer me hace feliz."*

Aquellas personas que sufren depresión se benefician particularmente de pertenecer a un grupo de tejer.

**Realizado de manera regular, tejer puede aumentar patrones y vías neurales de enfoque positivo.**

*"Desde hace poco empecé a tejer y he completado varios proyectos y he notado un maravilloso cambio en mi actitud mental desde que he descubierto los beneficios de estas manualidades."*

Las tejedoras hablan sobre cómo tejer les ayuda a organizar sus pensamientos y como sus pensamientos son cada vez más positivos. Algunas personas usan el tejer para ayudarles a salir de pensamientos oscuros sin tener que estresarse por ellos. Esto les permite identificar opciones y potenciales soluciones, o archivar memorias desagradables. Algunas usan esta técnica para permitirles reflejar y procesar las sesiones de 'terapia'

Si tienes tendencia a pensar de manera negativa puedes usar el tejer para mirar hacia adelante y pensar sobre asuntos positivos. Cuanto más lo hagas el tener pensamientos positivos se convertirá en un hábito, se trata de desarrollar

**Notas**

hábitos de pensar y comportamientos positivos y constructivos. Recuerda, cómo te sientes está directamente conectado en cómo piensas, y con un poco de perseverancia es posible cambiar tus hábitos de pensamiento.

**Tus pensamientos, comportamiento y sentimientos están inextricablemente unidos.**

Tener ganas de proyectos y encuentros en grupo planificados te animará a tener ganas de mañana. Algunas historias han contado como ha servido para prevenir el suicidio.

*"Estoy convencido de que tener la labor para levantarme de la cama y tener mi mente alejada de las cosas me salvó mi vida – si no, no puedo imaginar sobrevivir con lo mal que me sentía."*

*"Si no me hubiera mantenido ocupado tejiendo, hubiera tenido que hibernar hasta el punto de morir. Me dio algo más en qué pensar y al final del día tenía algo que mostrar por lo que merecía la pena vivir."*

**Tú tienes la capacidad de volver a entrenar y formar tu mente y tejer de modo terapéutico puede ayudar.**

*"Tengo ganas de levantarme, puedo imaginar como acabarán mis proyectos y estoy ilusionado con las posibilidades. Mi vida ha cambiado por encima del reconocimiento."*

Una solución simple pero poderosa

Las perfeccionistas a menudo tienen problemas de salud. Poner metas imposibles y tener la dificultad de aceptar que nada en el mundo real es perfecto crea un constante estado de estrés, preocupación y tensión muscular, los cuales pueden llegar a ser asuntos muy graves y causar consecuencias dañinas para la salud. Un periodo de 'tejer tranquilo' diario te ayudará a manejar los niveles y síntomas del estrés. También puedes usar el tejer para ayudarte a modificar tus tendencias perfeccionistas para prevenir que surjan problemas en el futuro, tal como se expuso en el Capítulo 4.

Si la ansiedad y el pánico son problemas para ti, lleva contigo un 'proyecto de bolsillo'. Cuando sientas los primeros síntomas, sumérgete en tejer, llevando tu mente al flujo de movimientos rítmicos. Muchas personas que tejen están gestionando la ansiedad y el pánico con éxito de esta manera y me comentan que simplemente saber que tienen una herramienta efectiva a mano a menudo es suficiente para mantener a raya a los síntomas – te dará confianza para salir, socializar y viajar en transporte público.

Tejer, o la visualización de tejer, puede ayudar en muchas situaciones que podrían darte miedo. Las personas que sufren ataques de pánico o agorafobia usan la visualización con éxito. Visualizar y recordar la sensación de tejer puede ser útil mientras estás sentado en la silla del dentista y antes de exámenes, discursos o entrevistas. Hay un gran potencial en usar tejer y visualizar como una herramienta

**Notas**

que te permitir socializar o lidiar con situaciones que de otra manera podrías encontrar amenazantes.

¿Por qué no practicas visualizar el tejer de manera regular para perfeccionar la técnica? Te ayudará a estar tranquilo la próxima vez que necesites una mano amiga, particularmente cuando la situación pudiera ser que no conduce a tejer – tendrías de inmediato una solución alcanzable en mente. Se trata de construir nuevos hábitos positivos – cuanto más te ciñas a ello y practiques, mejor.

Si la ansiedad te causa problemas al volar, algunas aerolíneas te permiten llevar agujas circulares de madera. Si éste no es el caso, visualizar los movimientos te ayudará a alcanzar un cierto nivel de calma, entonces ¿por qué no practicar y dominar la visualización en preparación para tu próximo viaje en avión?

Un proyecto móvil también te ayudará si sufres un dolor persistente. Una de cada cinco personas lo sufre, y hay muchas maneras en las que tejer te ayuda. La experiencia del dolor depende mucho del contexto en el que tu cerebro interpreta las señales de peligro. Un bajo estado de ánimo, soledad, falta de ocupación o éxito, estrés y no tener nada de qué preocuparse, temer o ansiar tienen un rol en aumentar la experiencia de dolor. La actividad en sí misma puede distraer la atención de tu mente, igual que planificar futuros proyectos y el pensamiento creativo. Distracción controlada  puede devolverte el control y cambiar significativamente tu forma de ver la vida. Vuelve a pensar en aquellos asuntos centrales del Capítulo 1 y toma los pasos para mejorar estos estados usando activamente el tejer como una herramienta.

*"Tejer significa que puedo subyugar el dolor hasta un estado de incomodidad. El movimiento necesario para tejer parecer crear un estado mental en el que puedo llevar el dolor a un segundo plano."*

**Clínicas del dolor alrededor del mundo están siguiendo e incluyendo grupos de Terapia de Labores en los servicios que ofrecen.**

*"Me puedo centrar en la repetición en lugar del dolor. Puedo hacer cosas para personas en necesidad en lugar de no hacer nada y ser una persona necesitada. Ahora que estoy llegando al final de mis intervenciones encuentro que otras personas me piden que les enseñe a hacer punto o ganchillo. Ahora, además de ayudarme a librarme del estrés e ignorar el dolor, se está convirtiendo en una razón para socializar y dar felicidad a los demás."*

La técnica de mirar hacia el futuro o un proyecto especial también puede ser útil si estás en una lista de espera de un hospital o un procedimiento que suponga dolor. Se sabe que si te anticipas al dolor, la experiencia es más intensa cuando llega. Eligiendo un proyecto especial con hilos lujosos al que tengas ganas de hacer, y centrándote en este proyecto,

**Notas**

puedes distraer la atención de tu cerebro hacia eventos más positivos. El truco está en decirte a ti mismo que no puedes empezar tu proyecto especial hasta que estés en el hospital y desea comenzar a tejerlo – ello distrae la atención de lo desconocido hacia una actividad positiva con una experiencia conocida de sentimiento positivo.

El investigador del dolor David Butler habla sobre tener tu propio 'botiquín personal en el cerebro', que está lleno de 'hormonas de felicidad'[25,26]. Este 'botiquín', que contiene tus propias y naturales analgésicos del dolor, se puede abrir con buen estado de ánimo, conocimiento sobre tu condición, metas, apoyo, risas y la necesidad de sobrevivir. Se cierra por las preocupaciones, temores, estrés, soledad y falta de hacer frente a los problemas. El poder de tu propio 'botiquín' es inmenso.

Conseguir suficientes horas de sueño es un gran problema para muchas personas. Puedes encontrarlo difícil 'apagar' o podrías despertar en la madrugada y encontrar que tus pensamientos y sentimientos de enfado al no poder dormir te mantienen despierto.

**Tejer unos veinte minutos antes de dormir te ayudará a 'apagar' ese incesante proceso de pensamientos, ayudándote a dormir bien.**

Si tienes tendencia a despertar en la madrugada, ten a mano tu kit de tejer y úsalo para calmar los pensamientos estresantes o gestionar el dolor. Te recomendaría un poco de 'tejido libre' para que tu cerebro no se sobreestimule por leer un patrón. Usa agujas de madera si duermes con alguien ya que los chasquidos del metal podrían ser molestos. Las tejedoras también afirman tener un descenso significativo de la frecuencia de pesadillas.

Aquellas personas con síntomas de estrés postraumático además afirman tener mejoras significativas en la frecuencia de *flashbacks*. Esto podría ser explicado por el estudio llevado a cabo por la Universidad de Oxford dentro del movimiento visuo-espacial que mencioné en el Capítulo 2[9,10].

Hablé sobre la necesidad de gestionar el estrés de manera diaria en el Capítulo 4. Cuando está fuera del control puede causar síntomas reales físicos y mentales. Los síntomas a su vez podrían causar aún más estrés. Altos niveles de estrés pueden afectar a nuestro sistema inmunológico incrementando la probabilidad de contraer una enfermedad que te afectará negativamente. Resaltando lo comentado en el Capítulo 7, es normal encontrar que tus niveles de estrés pueden verse afectados en la tensión de tus puntos. La tensión personal se traduce en el incremento de la tensión al tejer. Usa esto a tu favor relajando tus puntos de manera deliberada para disminuir los niveles de tensión a tu alrededor.

Si tus niveles de estrés son altos es aún más importante tomarte un descanso todos los días y tejer tranquilamente para bajarlos. Combinar esto con disfrutar de la compañía

Notas

**Notas**

de amigos en un grupo de apoyo te dará una herramienta poderosa para mantener niveles de estrés dañinos a raya.

*    *    *

El sistema de recompensas en el cerebro se activa cuando tienes éxito en una tarea que requiere un poco de esfuerzo y resulta en un flujo de químicos de felicidad y analgésicos. Puedes aprovecharte de esto para mejorar tu humor y gestionar el dolor.

Este circuito también se encuentra en comportamientos adictivos. La emisión quimica hace difícil romper hábitos adictivos porque te hace sentir bien, así que para mantener ese sentimiento, tienes la necesidad de mantener el hábito.

La posible involucración del sistema de recompensa en el tejer podría explicar por qué las tejedoras afirman tener éxito al usar su labor para vencer hábitos adictivos. Tejer podría reemplazar un hábito destructivo por una actividad constructiva. Tejer mantiene las manos y la mente ocupadas además de ocupar el vacío del tiempo que se abre cuando se ha dejado una adicción, así como provee un alternativo contacto social seguro. Tener demasiado tiempo, aislamiento y ansiedad son razones por las cuales los adictos fallan a menudo.

*"He descubierto que tener mis manos ocupadas era reconfortante y significaba poder evitar fumar, beber o comer para lidiar con el aburrimiento o sufrimiento."*

Una solución simple pero poderosa

Las tejedoras usan el tejer para romper una serie de adiciones y malos hábitos, que van desde la heroína y el alcohol hasta fumar, atracarse, picotear e incluso quitarse el pelo o cejas. Si tienes algún hábito que te gustaría quitarte – tal vez picar entre horas – considera usar el tejer como apoyo para conseguirlo.

*"Desde que dejé de fumar hace dos años y medio, casí siempre llevo labor conmigo allí donde voy. La diferencia es que donde los cigarrillos eran una muleta de ansiedad, el tejer me permite un resultado positivo."*

También es fácil llegar a ser fuertemente dependiente de la medicación. La medicina es efectiva cuando se usa apropiadamente con un propósito específico. Cuando se hace seguimiento cuidadosamente, puede permitirte ser proactivo en tus cuidados, pero no debería ser la principal o única razón de tu plan de acción hacia el bienestar.

**Recuerda, los factores que influyen en cómo te sientes son más grandes que los aspectos que pueden ser abordados con la medicación sola.**

Muchas personas desean reducir la cantidad de medicación que toma o efectos secundarios y usan el tejer exitosamente para conseguirlo. Ensimismarse en el flujo de una actividad puede alterar tu percepción del tiempo y puedes usarlo a tu bien, y junto la distracción que provee el tejer, para reducir gradualmente las cantidades de medicación que tomes. Sin embargo, **siempre debes hacerlo bajo supervisión médica.**

**Notas**

Romper cualquier hábito necesita hacerse paso a paso, enfocando en tener éxito en cada momento. Teniendo éxito en ese pequeño paso alentará tu confianza y te permitirá avanzar – **tomar la acción y avanzar sienta bien**. Esto te mantendrá motivado y te ayudará a perseverar en tu búsqueda para alejar malos hábitos.

*"Tejer me aporta una medida de control cuando se trata de mi medicación y me permite ser una participante activo en gestionar mi dolor y desde ahí mi salud."*

\*  \*  \*

La Terapia de Labores puede ser beneficiosa para aquellos que han sufrido una perdida. En el período entre la muerte y el funeral puede ser difícil funcionar como normalmente. Tejer puede calmar tu mente y ayudarte a sobrellevar el alto estrés y dificultades en dormir durante estos tiempos difíciles.

**Terapia de Labores te permite escuchar tu cuerpo y tomarte el tiempo que necesites para comenzar el proceso de curación.**

Tejer junto con tus amigos puede ser altamente beneficioso en esta etapa – puede permitirte estar en la presencia reconfortante de amigos comprensivos sin sentir la necesidad de contribuir o hablar. Te da espacio para curar a tu cuerpo-mente.

Todos tenemos días en los que nos sentimos totalmente desganados, y si sufres de alguna enfermedad crónica los días en los que tengas estadillos son inevitables. Aprender a aceptarlos como parte de los altibajos normales de la vida quitará algunas frustraciones. Tejer te puede ayudar en ese proceso.

Puedes hacer estos días más llevaderos si los planificas con antelación. Ten algo de comida congelada precocinada a mano y una buena reserva de libros y revistas de tejer para estas circunstancias. Pon tus pies en alto, escucha música relajante y toma un tiempo para disfrutar de planear tus proyectos futuros. Este proceso mantendrá tu mente enfocada en asuntos positivos y progresivos en vez de preocupada por los sucesos negativos que de otra manera podrían ser el caso cuando tienes un mal día, cualquiera que sea la razón. Te ayudará a prevenir que vuelvas a entrar en ciclos de pensamientos destructivos y negativos.

✳    ✳    ✳

En el estudio de Stitchlinks / Universidad de Cardiff[1] el 72% de quienes respondieron afirmaban tejer más de tres veces por semana, y encontramos una relación significativa entre la frecuencia de tejer y la felicidad, calma, confianza, concentración, resolución de problemas y pensamiento percibido. Describieron el tejer como 'dar creatividad a la vida diaria'. Esto te permite sentirte más aventurero y preparado para intentar nuevas cosas y aprender nuevas habilidades.

**Tu mente, como tus músculos, se hace más fuerte y eficiente con un buen uso.**

Notas

**Notas**

La Terapia de Labores puede dar un paso más allá para complementar el tratamiento médico para llevar a cabo un enfoque integral del cuidado de tu salud.

Tú PUEDES hacer progresos tomando este camino hoy y tú PUEDES tener éxito, tú PUEDES prosperar.

La Terapia de Labores puede mejorar tu salud y bienestar, tanto si estás en forma y sano como si no.

Siendo proactivo y tomando responsabilidad para tu propia salud, de manera preventiva o en la lucha contra alguna enfermedad, se maximiza tu potencial.

**Usa tu labor junto con la información que hay en este libro para tomar el control de tu salud y bienestar hoy. Disfruta cada momento en tu camino hacia el bienestar.**

# Mis Notas

# PUNTOS PARA REPASAR

1. Únete a un grupo de tejer si sufres depresión. Te aumentará los beneficios y te permitirá conocer y hacer amigos comprensivos con la seguridad de un grupo.

2. Practica visualizar el tejer, particularmente si sufres de ansiedad y pánico. Te ayudará a seguir tranquilo incluso cuando no tengas la labor disponible.

3. Teje antes de acostarte para lograr un sueño más relajante y mantén un proyecto cerca de la cama para aquellas noches que te despiertas en la madrugada. Ello te relajará y tranquilizará.

4. Obséquiate un proyecto especial si tienes previsto ir al hospital o un procedimiento doloroso. Ansía comenzarlo para enfocar la mente en una actividad positiva y constructiva.

Notas

5. Tejer para aliviar el dolor persistente - puede servir para mejorar tu vida de muchas maneras. Un kit de bolsillo te ayudará a manejar los síntomas mientras estás fuera de casa.

6. Usa la tensión de lo que tejas como manera de medir lo estresado que estás y deliberadamente buscar tejer con puntos más sueltos mientras relajas los movimientos.

7. Rompe hábitos adictivos con la ayuda de tu labor. Te puede ayudar a dejar de fumar, perder peso e incluso ayudar en problemas de drogas o alcohol.

8. Puedes llegar a ser una tejedora exploradora. Aprende a ser feliz experimentando. Te ayudará a ser una exploradora de la vida y abrirte a un mundo de oportunidades.

Notas

# Mis Notas

Una solución simple pero poderosa

# EPÍLOGO

## Abre puertas y salta
## al trampolín de la vida

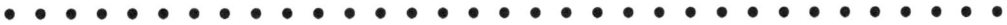

• • • • • • • • • • • • • • • • • • • • • • • • • • • • • • • • •

Algo maravilloso acerca del tejer es…

que despierte el deseo de vivir

la vida bien…

**Notas**

Este libro trata sobre el tejer como una herramienta para mejorar tu salud y bienestar, para permitirte vivir una vida más plena.

Trata sobre usar el tejer para nutrir una mente creativa y flexible para habilitarte a lidiar con los retos inevitables de la vida y vivir bien a pesar de ellos.

No trata de animarte a sentarte y tejer todo el día. Al contrario, trata de inspirarte a aprender una gran variedad de habilidades, a explorar las oportunidades que la vida tiene por ofrecer, a permitirte experimentar más momentos positivos en la vida, sin importar si estás en forma y saludable o si padeces de mala salud.

Los Aspectos Principales identificados en el Capítulo 1 tienen un gran rol en cómo todos nosotros lidiamos con la vida, la salud y el bienestar. La Terapia de Labores te puede ayudar con estos asuntos y seguir el flujo de los cambios inevitables.

Si sufres de alguna dolencia, la Terapia de Labores puede complementar cualquier tratamiento médico como parte del enfoque integral de tu salud y bienestar. Relacionado con el ambiente sanitario, grupos de Terapia de Labores pueden ayudar a abordar tu padecimiento dentro del contexto de tu perspectiva más amplia.

**Trata sobre el enfoque integral hacia el bienestar, la curación, y una buena salud.**

Una solución simple pero poderosa

Aprender a tejer puede abrir una puerta al mundo y permitirte disfrutar de sus numerosas oportunidades emocionantes.

Este libro te muestra como la actividad de tejer te involucra en el 'hacer'. El conocimiento junto a la acción te dará una herramienta poderosa a mano en cualquier momento y en cualquier lugar.

**Recuerda, el éxito necesita acción y perseverancia. Así que persiste y vendrán los beneficios.**

Toma la decisión ahora para pasar a la acción, y este momento significará el comienzo de tu nueva vida. Mira hacia adelante, diviértete, y disfruta.

El apoyo está allí para que hagas esto a través de la página y foro de Stitchlinks donde puedes compartir tus experiencias con amigos quienes entienden y que se preocupan, así que no estás solo. Abre esa puerta a la oportunidad.

**Algo maravilloso del tejer es que puedes empezar hoy mismo desde tu sillón.**

**Es tu camino sencillo y a la vez poderoso hacia el bienestar y está en tus manos.**

Notas

*"Tejer te cura desde dentro."*

*"Estoy convencido que los aspectos repetitivos,
creativos y meditativos del tejer son lo que me ha ayudado
a volver a una vida más satisfactoria."*

*"No tengo absolutamente ninguna duda de que tejer diariamente
durante más de seis meses ha reiniciado mi cerebro de alguna
manera y así como que Stitchlinks me ha ayudado a abrirme de
nuevo después de los largos años de lidiar sola con mal salud
y discapacidad que me habían agotado y encerrado."*

*"Muchísimas gracias por lo que estás haciendo."*

# LA HISTORIA DE UNA TEJEDORA

"Mi médico me diagnosticó depresión en enero de este año y me recetó antidepresivos. También encontré un terapeuta con quien hablar sobre mis asuntos pero necesitaba algo que fuera verdaderamente mío.

"Había estado trabajando mucho punto de cruz abstracto, pero ya no tenía la concentración para seguir y mis ojos estaban cansados después de trabajar delante de una pantalla todo el día – tejer era la elección obvia.

"Empecé con patrones sencillos que requerían poco pensamiento y después empecé con patrones más complicados. Me uní a foros en la red (por fin, tenía a gente con quien podía hablar de algo que me interesaba). Empecé a llevar mis proyectos al trabajo conmigo para hacer durante mis descansos y a la hora de comer - ¡qué buena manera de romper el hielo! He descubierto tantos compañeros que tejen y que disfrutan de las manualidades.

"Busco hilos y agujas en cualquier sitio que vaya y llevo a mi madre conmigo – ir de compras tiene una nueva dimensión mientras examino prendas tejidas en las tiendas para adivinar como hacerlas yo misma (y venderlas si puedo como una fuente de ingresos secundaria). Ahora tengo algo que es mío, creativo, y que posiblemente genera ingresos. Una fuente de conversación, pasión e interés para compartir con mi madre (quien lo comparte con sus amigos) y con gente en todas partes.

*"Sacar mis agujas y lanas en público ahora es automático*
*– las llevo conmigo vaya donde vaya – y me fuerza disfrutar*
*de mi taza de café en vez de acabarla en un trago e irme corriendo.*
*Tengo que terminar la vuelta, la repetición del patrón,*
*unos puntos más... ¡y de repente ha pasado media hora!*

*"Tejer en casa previene que picotee chocolate y galletas*
*o que beba alcohol (¡no puedes tejer si estás borracho!).*
*Ya no veo al terapeuta y he dejado los antidepresivos.*

*"Cada semana tengo un nuevo proyecto que encarar y cada semana*
*termino un proyecto. Recibo encargos de compañeros y desconocidos –*
*particularmente ropa para bebés, pequeños proyectos que se terminan*
*rápidamente – y ahora tengo un sentido de satisfacción, algo que faltaba*
*en mi vida. Aún no me pagan lo suficiente ni uso todos mis talentos*
*en el trabajo, pero sí lo consigo cuando esté en casa tejiendo.*
*El equilibrio de trabajo-vida se está mejorando.*

*"La naturaleza rítmica de tejer me hace desacelerar.*
*El continuo contar de los puntos o filas para algunos patrones*
*me calma la mente y frena la preocupación del trabajo y otros*
*asuntos. El sentido de satisfacción al terminar un proyecto...*
*el dinero simplemente no puede comprar eso.*

*"¿Tejer como terapia? Claro que sí. No cabe duda*
*– me ha devuelto mi vida."*

# BIBLIOGRAFÍA

1. Riley, J., Corkhill, B. & Morris, C. (2013). The Benefits of Knitting for Personal and Social Wellbeing in Adulthood: Findings from an International Survey. *British Journal of Occupational Therapy*, 76(2), 50-57.

2. Lambert, K. G. (2006). Rising rates of depression in today's society: Consideration of the roles of effort-based rewards and enhanced resilience in day-to-day functioning. *Neuroscience and Biobehavioral Reviews*, 30, 497-510.

3. Lambert, K. G. (2008). *Lifting Depression: A neuroscientist's hands-on approach to activating your brain's healing powe*r. New York: Basic Books.

4. Gallace, A., Torta, D. M. E., Moseley, G. L. & Iannetti, G. D. (2011). The analgesic effect of crossing the arms. *Pain*, 152, 1418-1423.

5. Jacobs, B. & Fornal, C. A. (1999). Activity of Serotonergic Neurons in Behaving Animals. *Neuropsychopharmacology*, 21, 9s-15s.

6. Jacobs, B., Fornal, C. & Martin-Cora, F. (2002). Activity of Medullary Serotonergic Neurons in Freely Moving Animals. *Brain Research Reviews,* 40, 45-52.

7. Davidson, R. J., Kabat-Zinn, J., Schumacher, J., Rosenkranz, M., Muller, D., Santorelli, S. F., Urbanowski, F., Harrington, A., Bonus, K. & Sheridan, J. F. (2003). Alterations in brain and immune function produced by mindfulness meditation. *Psychosomatic Medicine,* 65, 564-570.

8. Kabat-Zinn, J. (1996). *Full Catastrophe Living. How to cope with stress pain and illness using mindfulness meditation.* Revised edition. Piatkus.

9. Holmes, E. A., Brewin, C. R. & Hennessy, R. G. (2004). Trauma films, information processing, and intrusive memory development. *Journal of Experimental Psychology*: General, 133(1), 3-22. doi: 10.1037/0096-3445.133.1.3

10. Holmes, E. A., James, E. L., Coode-Bate, T. & Deeprose, C. (2009). Can Playing the Computer Game 'Tetris' Reduce the Build-up of Flashbacks for Trauma?' A Proposal from Cognitive Science. *PLoS ONE*, 4(1), e4153. doi: 10.1371 / journal.pone.0004153.

11. Wilson, F. (1999). *The Hand; How it shapes the brain, language and human culture.* New York: Vintage Books.

12. Moll, J., Krueger, F., Zahn, R., Pardini, M., de Oliveira-Suza, R. & Grafman, J. (2006). Human fronto-mesolimbic networks guide decisions about charitable donation. Proceedings of the National Academy of Sciences, 103(42),15623-15628.

13. Gerard Allt. I Knit London. Shop and sanctuary for knitters. 106 Lower Marsh, London SE1 7AB.

14. Hawkley, L. C., Cacioppo, J. T. (2010) Loneliness Matters: A Theoretical and Empirical View of Consequences and Mechanisms. *Annals of Behavioral Medicine*, 40, 218-227.

15. Valenzuela, M. J., Matthews, F. E., Brayne, C., Ince, P., Halliday, G., Kril, J. J., Dalton, M. A., Richardson, K., Forster, G. & Sachdev, P. (2012). Multiple Biological Pathways Link Cognitive Lifestyle to Protection from Dementia. *Biological Psychiatry*, 71(9), 783-791.

16. Hinzey, A. & DeVries, C. (2012). Social contact can ease pain related to nerve damage. Poster No. 786.04. Neuroscience 2012, New Orleans, USA.

17. Campaign to End Loneliness, Age UK Oxfordshire. (2012). *Loneliness – the state we're in*. Retrieved 13th March 2014 from **www.campaigntoendloneliness.com**.

18. Butler, D. S. & Moseley, G. L. (2003) *Explain Pain*. Australia: Noigroup Publications.

19. Dunbar, R. I. M., Baron, R., Frangou, A., Pearce, E., van Leeuwin, E. J. C., Stow, J., Partridge, G., MacDonald, I., Barra, V. & van Vugt, M. (2011) Social laughter is correlated with an elevated pain threshold. Proceedings of The Royal Society for Biological Sciences, 1373.

20. Wilmot, E. G., Edwardson, C. L., Achana, F. A., Davies, M. J., Gorely, T., Gray, L. J., Khunti, K., Yates, T. & Biddle, S. J. H. (2012). Sedentary time in adults and the association with diabetes, cardiovascular disease and death: systematic review and meta-analysis. *Diabetologia*, 55, 2895-2905.

21. Harlow, H. F. (1959). Love in Infant Monkeys. *Scientific American* 200, no. 6, 68-74.

22. Watson, N. M., Wells, T. J. & Cox, C. (1998). Rocking chair therapy for dementia patients: its effect on psychosocial well-being and balance. American Journal of Alzheimer's *Disease and Other Dementias*, 13(6), 296-308.

23. Xu, T., Yu, X., Perlik, A. J., Tobin, W. F., Zweig, J. A., Tennant, K., Jones, T. & Zuo, Y. (2009). Rapid formation and selective stabilization of synapses for enduring motor memories. *Nature* 462, 915-919.

24. Greenwood, P. M. & Parasuraman, R. (2010) Neuronal and cognitive plasticity: a neurocognitive framework for ameliorating cognitive aging. Frontiers in Aging Neuroscience. Retrieved March 14th, 2014 from **http://journal.frontiersin. org/Journal/10.3389fnagi.2010.00150/full**.

25. Butler, D. S., Moseley, G. L., Beames, T. B. & Giles, T. (2012). *The Graded Motor Imagery Handbook*. Australia. Noigroup Publications.

26. Video retrieved April 16th, 2014 from **http://www.youtube.comwatch?v=Gd2NaGZa7M4&feature=youtu.be**.

# Mis Notas

Una solución simple pero poderosa